LA NATUROPATHIE

Renouer avec sa vitalité

C'est naturel, c'est ma santé

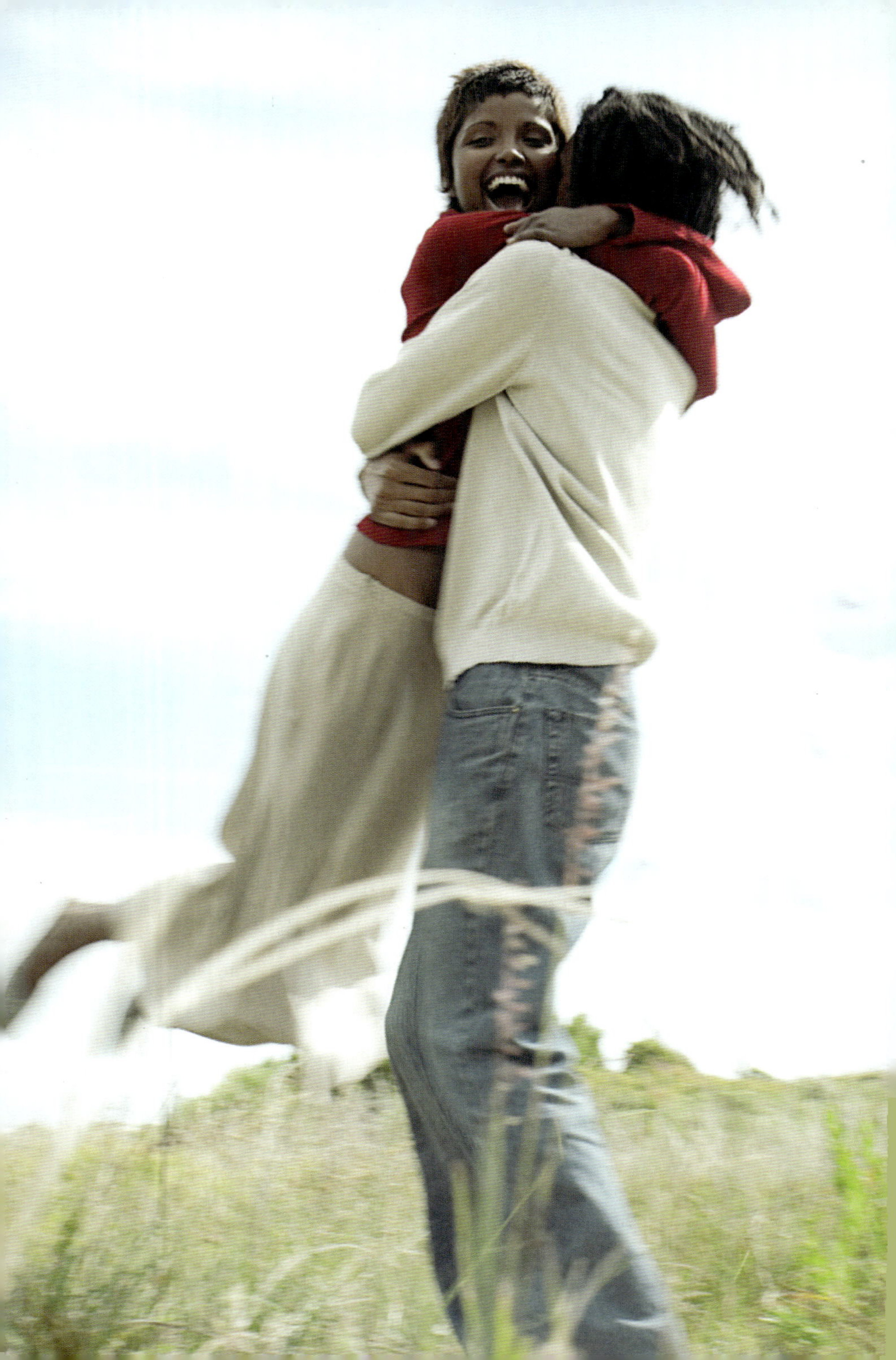

LA NATUROPATHIE

Renouer avec sa vitalité

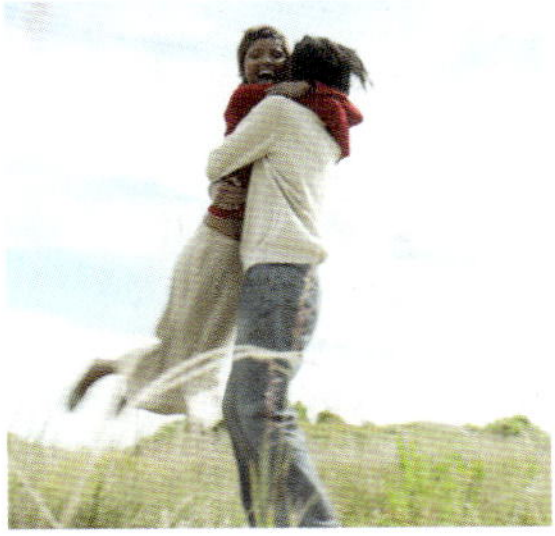

Alessandra Moro-Buronzo

Editions Alpen

Alpen Éditions
9, avenue Albert II
98000 Monaco

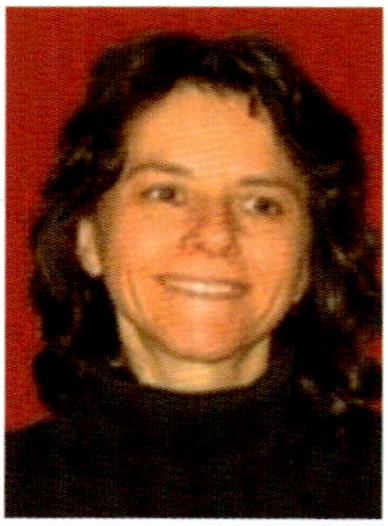

Naturopathe, Alessandra Moro Buronzo est installée à Paris depuis 18 ans où elle y exerce.
Elle s'intéresse au bien être et aux méthodes naturelles depuis des années.
Cette passion, associée à celle de l'écriture, l'ont conduite à mettre noir sur blanc une grande partie de ses connaissances, d'astuces et d'idées.
Elle écrit aussi pour la presse écrite.

Pour la présente Édition

9, avenue Albert II
MC - 98000 MONACO
Tél. : *00377 97 77 62 10*
Fax : *00377 97 77 62 11*

Direction : *Christophe Didierlaurent*
Suivi éditorial : *Fabienne Desmarets*
Mise en page et infographie : *Alexandre Milhem*

Crédits photos :
Dynamic Graphic, Image 100, Stockbyte, Digital vision, Image source, Banana Stock, Image State

Dépôt légal : *2008*
ISBN13 : 978-2-916784-47-2

Imprimé en France
Imprimerie Baud,
Dépôt légal n° 581 : 2008
Saint-Laurent-du-Var

Préface

C'est un immense plaisir et un grand honneur qu' Alessandra Buronzo me fait en me demandant de préfacer son livre sur la naturopathie.
Alessandra Buronzo est journaliste, ses qualités ne sont plus à souligner. Elle est formée en naturopathie. J'ai toujours apprécié son esprit curieux, critique et ce qui ne gache rien, son humour.
Son métier lui a permis d'approcher de nombreuses techniques médicales et complémentaires les unes des autres.
En parcourant son livre, des conseils de bon sens permettent à ceux qui ne connaissent pas ou qui découvrent la naturopathie, de s'initier à cet "art de vivre", tout comme d'autres techniques médicales s'efforcent de développer "l'art de guérir".
Ce mode de vie sain qu'elle développe dans son livre passe en revue aussi bien l'alimentation, la respiration, l'exercice physique, sans oublier un complément d'information sur la phytothérapie et le drainage des émonctoires.
Elle nous enseigne la gestion de nos stress, de notre sommeil, de nos aggressions médicamenteuses ou de la pollution de l'air ainsi que celle de notre alimentation sans oublier les pesticides.
Après avoir lu ce livre, nous nous efforcerons de mieux vivre pour conserver notre patrimoine santé. Suivre ses conseils, c'est prévenir sans nuire.
Merci à Alessandra Buronzo de nous avoir écrit un livre clair qui nous initie dans ce monde fabuleux qu'est la naturopathie.

Albert-Claude Quemoun
Docteur en pharmacie
Chargé de cours à la Faculté de Médecine de Paris XIII
à la Faculté de pharmacie de Paris V
Président de l'Institut Homéopathique Scientifqiue à Paris, Québec, Prague, République Dominicaine
Ex Vice Président de la Société Française d'Homéopathie

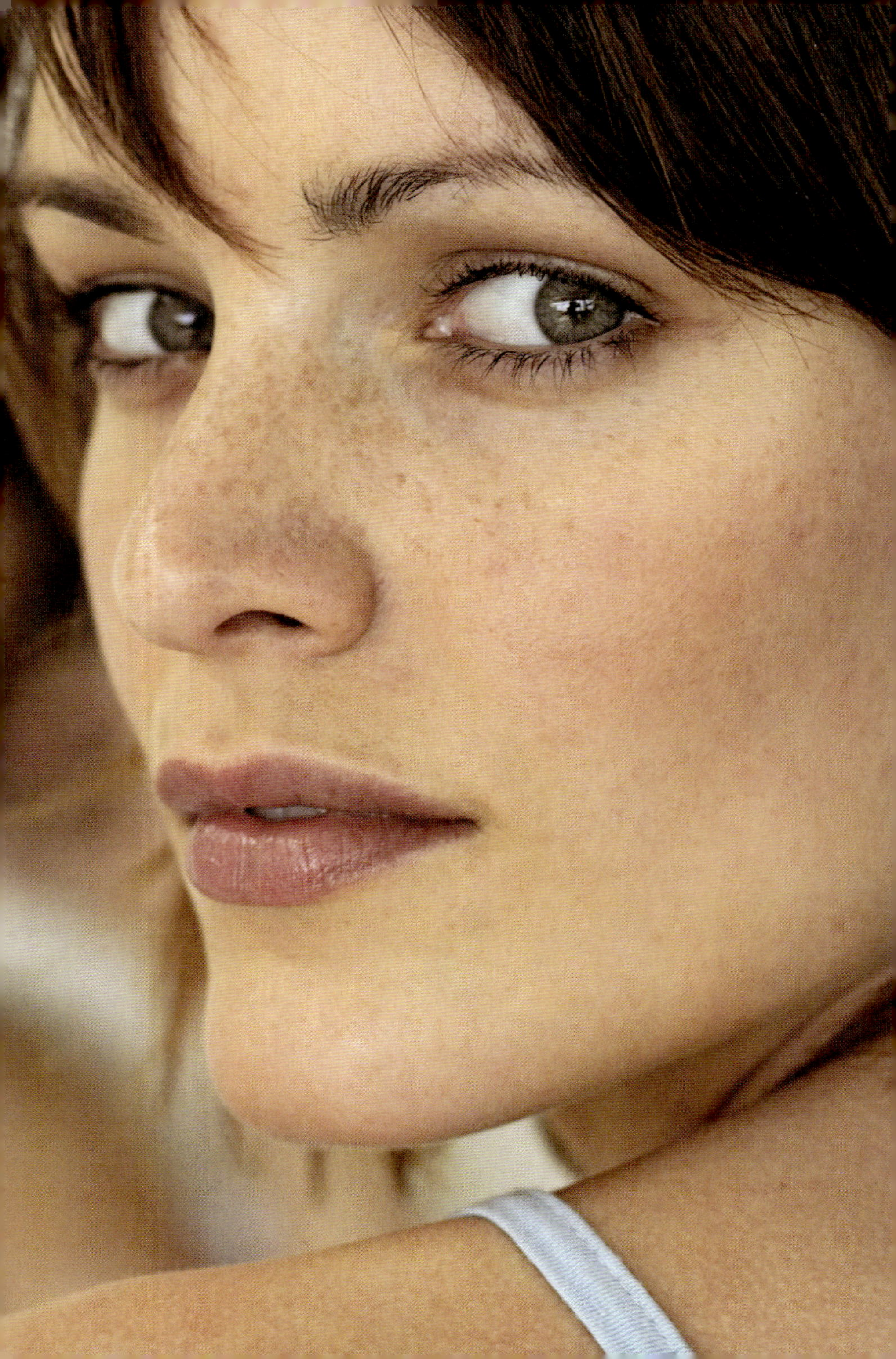

Introduction

Depuis la nuit des temps, les êtres humains sont à la recherche perpétuelle de leur santé par l'exploration de voies multiples. De nos jours, deux tendances semblent se dessiner. Certains choisissent la méthode de la « facilité », en croyant que la prise de médicaments est en mesure de résoudre tous les problèmes de santé actuels et d'en prévenir les futurs. D'autres, en revanche, préfèrent suivre la méthode de la prévention. Ils veulent fournir les efforts nécessaires pour mener une vie permettant de réduire au minimum les risques des maladies. En effet, nous considérons que le bien-être passe par la prise de conscience qui permet de prendre notre vie en main et d'assumer nos responsabilités. Nous devons connaître les règles propres à une hygiène de vie saine et les appliquer.
Heureusement que les médicaments existent, mais il est illusoire de penser qu'ils peuvent tout guérir. Ils ne devraient être pris qu'occasionnellement pour nous aider à surmonter des moments difficiles de notre existence. Nous avons donc notre rôle à jouer et nos responsabilités à assumer. C'est à travers notre comportement que nous allons créer les conditions propices à la santé ou à la maladie.

Dans notre vie quotidienne, la naturopathie est le meilleur moyen pour prendre conscience de tout ce

AVERTISSEMENT

Les informations contenues dans ce livre ne peuvent pas remplacer un avis autorisé. Avant toute automédication, consultez un médecin ou un pharmacien qualifié.

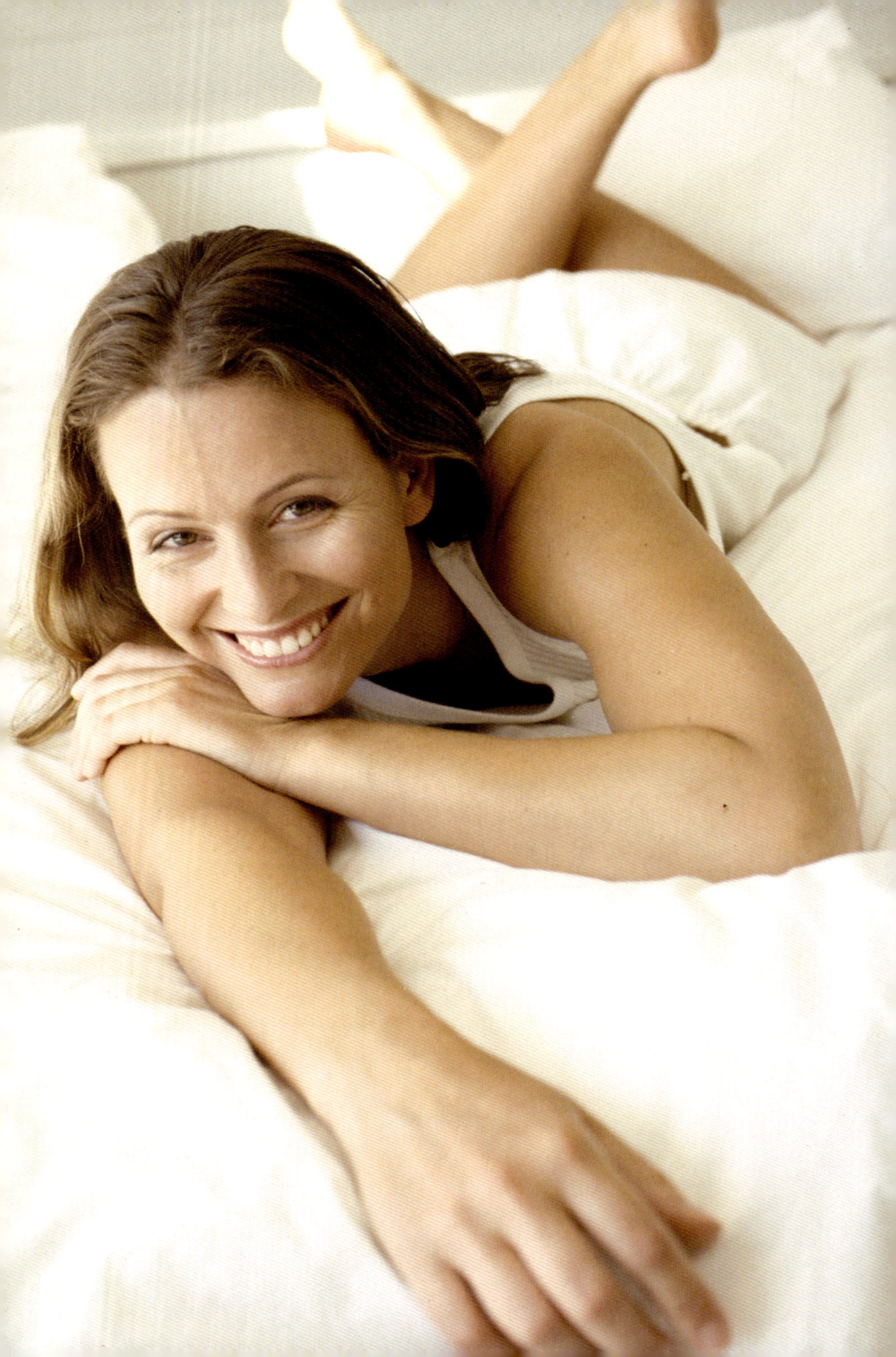

que nous pouvons faire pour notre santé, dans la prévention et pour soulager nos problèmes. Elle nous offre la possibilité de comprendre et nous donne plusieurs indications pour pratiquer une bonne hygiène de vie, en prenant en considération plusieurs facteurs, comme :

- l'alimentation ;
- le sommeil et le repos ;
- l'activité physique ;
- la relaxation ;
- les massages ;
- l'équilibre émotionnel ;
- le côté psychologique ;
- le drainage ;
- la phytothérapie, etc.

Une bonne hygiène de vie ne suppose pas de s'imposer des règles strictes. Libre à chacun de faire ses choix ! Elle nous permet tout simplement de prendre conscience des moyens de prévention que nous avons à notre disposition. Dans cette optique, la vocation du naturopathe est plutôt celle d'un éducateur de santé, capable d'établir une hygiène de vie personnelle, et dont le principe est « mieux vaut prévenir que guérir ».

Pourquoi la naturopathie ? Mon expérience

Je me suis rapprochée de la naturopathie tout progressivement. Il y a vingt ans (j'avais environ 25 ans), je suis tombée malade, une simple petite grippe, « pas trop méchante » comme on dit

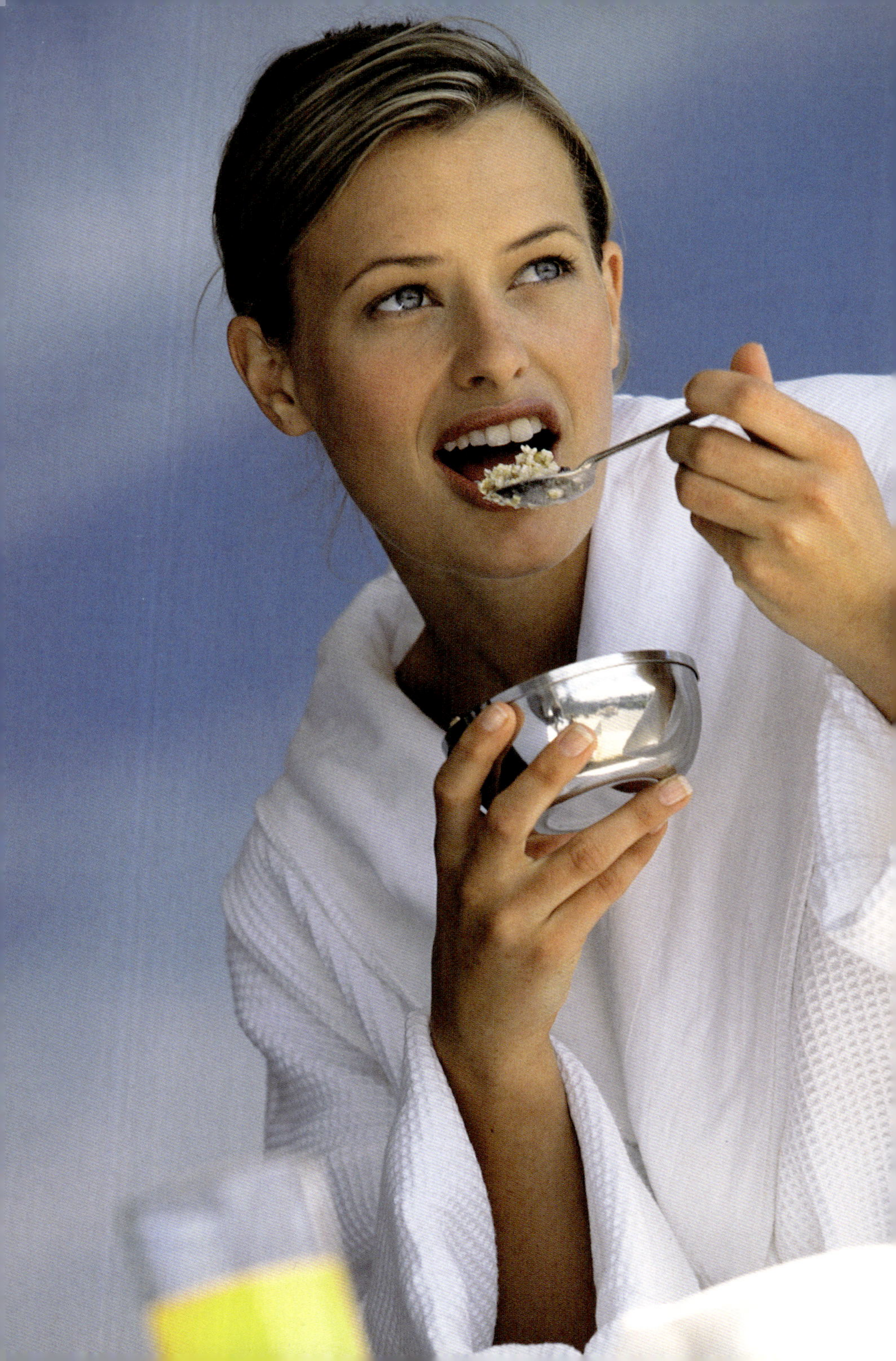

communément. Sortie du cabinet du médecin, j'avais une longue liste de médicaments et un arrêt maladie de trois jours. Rentrée à la maison, après un rapide passage à la pharmacie, j'ai aligné sur la table de ma cuisine tous les médicaments que j'avais achetés. Il y en avait pour tous les goûts : des suppositoires, un sirop, un spray à pulvériser dans le nez, des antibiotiques et des cachets. J'ai tranquillement lu toutes les notices pour connaître les effets secondaires de chacun.

N'ayant pas une affection grave et en considérant mon état physique général, j'ai décidé d'attendre et de voir comment la situation allait évoluer. J'ai bu beaucoup d'eau, j'ai mangé le minimum nécessaire et je suis surtout restée au chaud pendant les trois jours d'arrêt maladie. Tout est rentré dans l'ordre, tout naturellement.

Après avoir eu deux ou trois expériences similaires, j'ai commencé à réfléchir à la question. À mon goût, la réponse médicale était trop importante face à mes petits bobos. À chaque fois, je m'en sortais en demandant conseil à l'herboriste de mon quartier et en mettant en pratique des simples consignes de bons sens.

En racontant mon expérience, je ne conseille pas à d'autres personnes de suivre mon exemple ! Chaque cas est unique et toute décision doit être évaluée et adaptée à l'individu. À l'époque, j'étais jeune et en bonne santé, et je n'avais pas de pathologie grave. En choisissant de ne pas prendre les médicaments, je savais que je ne risquais pas grand-chose.

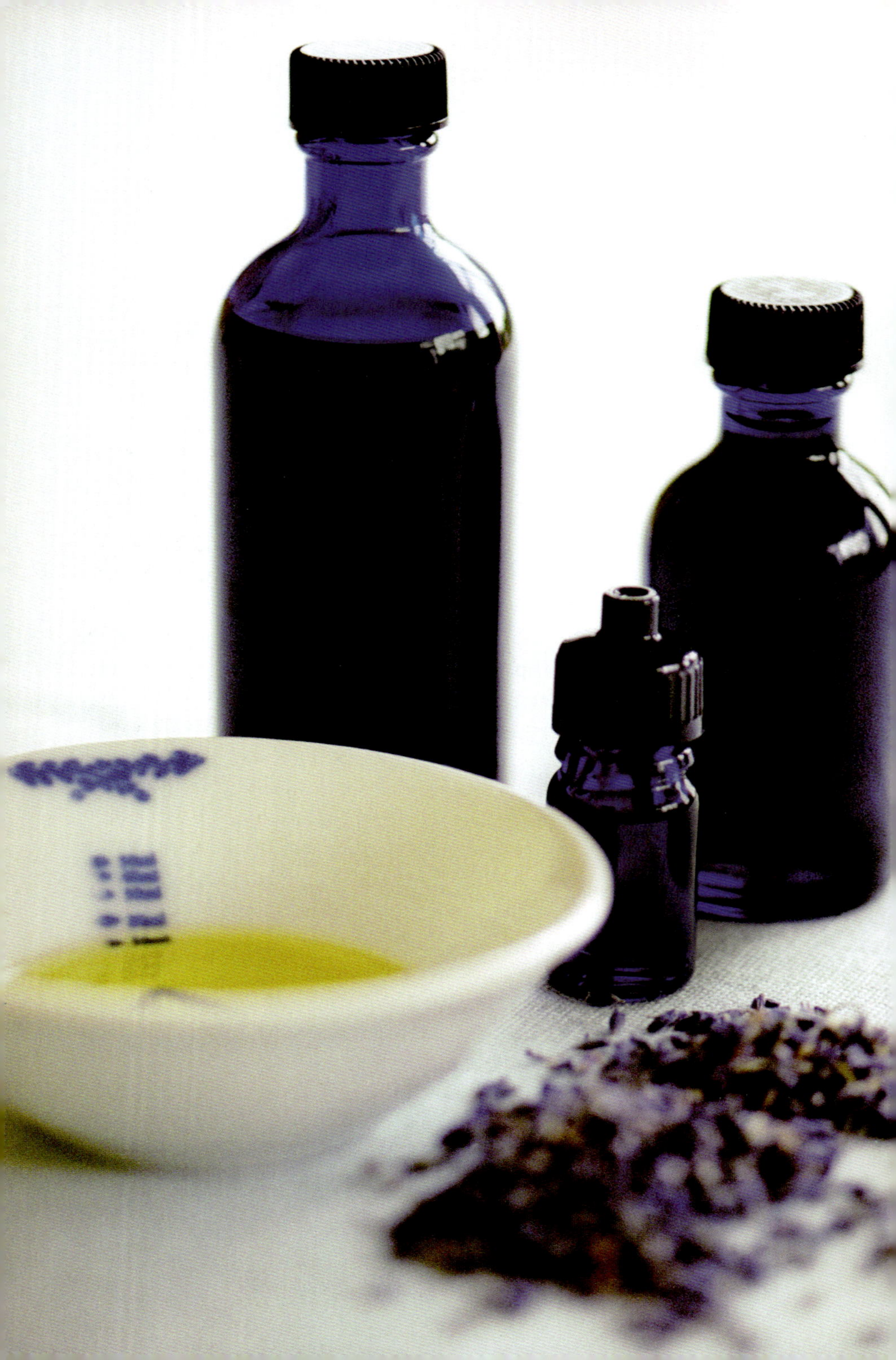

Du temps a passé et à force de faire appel à des thérapies dites « douces » et de constater leur efficacité, je m'y suis intéressée de plus en plus. J'ai constaté qu'il y avait une façon moins invasive et surtout sans trop d'effets secondaires qui était en mesure de soigner les petits maux de tous les jours. Pourquoi m'en priver ?
Pour satisfaire ma grande curiosité, j'ai décidé d'en savoir plus. J'ai commencé alors mon cursus d'études dans le vaste monde des thérapies non conventionnelles, pour arriver à obtenir, entre autres, un diplôme de naturopathie.
La naturopathie m'a beaucoup appris. J'ai compris que je suis en grande partie responsable de ma vie actuelle, car elle dépend de mon comportement et de mes choix. En gros, l'hygiène de vie que je décide d'adopter détermine en grande partie mon état de santé physique et psychologique et le niveau de mon bien-être.
J'ai appris à mieux me connaître, en identifiant mes points forts et mes points faibles. J'ai su renforcer une partie de mes faiblesses et je sais à présent ce qui est « bon » pour moi et ce qui ne l'est pas.
Cependant, j'avoue que mon hygiène de vie n'est pas parfaite et pas toujours constante ! Mais j'ai aussi appris à ne pas rechercher la perfection. La conquête la plus importante dont je peux témoigner est la suivante : je me connais et je sais ce que je dois faire. Même si au quotidien je ne suis pas toujours les bonnes règles, je sais que cela fait partie du jeu et je

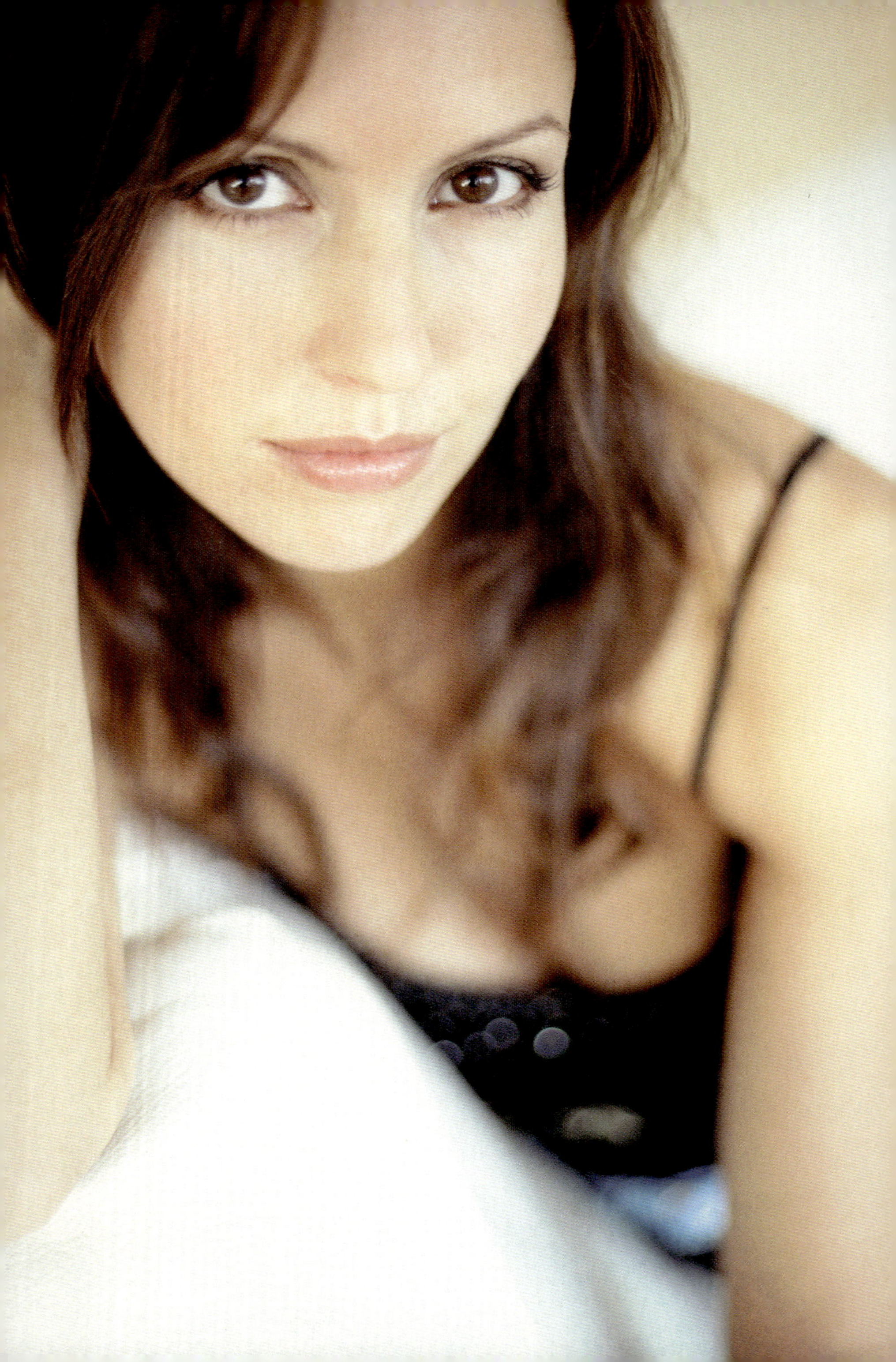

sais revenir sur le « bon chemin » quand je m'en écarte. Je connais les règles fondamentales de l'hygiène de vie et je peux les appliquer quand je veux. Je suis donc devenue plus responsable : je sais aujourd'hui que si j'ai un rhume, cela n'est pas dû au hasard, mais c'est parce que mon hygiène de vie des derniers temps n'a pas été bonne. J'assume. Je soigne mon rhume avec tout ce que j'ai appris et je corrige mon hygiène de vie pour l'avenir. Cependant, si ma maladie devient plus importante, je n'ai aucun état d'âme à recourir aux médicaments classiques. Ils sont très utiles dans certains cas et il ne faut pas s'en priver. Loin de tout extrémisme, je pense qu'il y a une place pour tout et un moment pour toute chose. La naturopathie et la prévention ont la leur !

Dans ce livre, forte de mes études et de mon expérience, je souhaite vous donner les informations qui vous feront comprendre les principes de la naturopathie et les moyens de mettre en place une bonne hygiène de vie dans un but de prévention et d'amélioration de votre état de bien-être.

TABLE DES MATIÈRES

PRINCIPES FONDAMENTAUX DE LA NATUROPATHIE 18

Qu'est-ce que la naturopathie ? **18**
Les grands principes de la naturopathie **20**
Pourquoi tombons-nous malades ? **22**
Les causes de l'encrassement de notre terrain **24**

APPRENDRE À SE CONNAÎTRE 26

Ce qui fait gaspiller de l'énergie **26**
Les différents corps propres à l'être humain **28**
Comment « nourir » chaque corps ? **30**
La morphologie **32**
Le rôle du naturopathe **36**

LES CURES EN NATUROPATHIE 38

La cure de désintoxication **38**
Les cures de saison **40**

L'ALIMENTATION 44

Un pilier de votre santé **44**
Comment organiser ses repas ? **46**
La digestion **48**
Les mauvaises associations **50**
Les bonnes associations **52**
L'alimentation en pratique **54**
L'important, c'est d'éliminer **56**

Le drainage des émonctoires 58
L'utilisation des plantes 62
Prenons soin de notre intestin : un carrefour important 64

PRENDRE SOIN DE SON CORPS 66
Les bienfaits de l'exercice physique 66
L'activité physique : la mise en pratique 68
Les massages et les bains 70
Apprenons à respirer correctement 72
Le repos 74

LA SÉRÉNITÉ 76
L'aspect psychologique 76
Le bien-être pour notre mental 78
Les dangers du stress 80
La relaxation 82
La fatigue 84
Les méthodes naturelles pour se préserver de la fatigue 86

CONCLUSION 88

QUESTIONS - RÉPONSES 90

BIBLIOGRAPHIE 95

LES PRINCIPES FONDAMENTAUX DE LA NATUROPATHIE

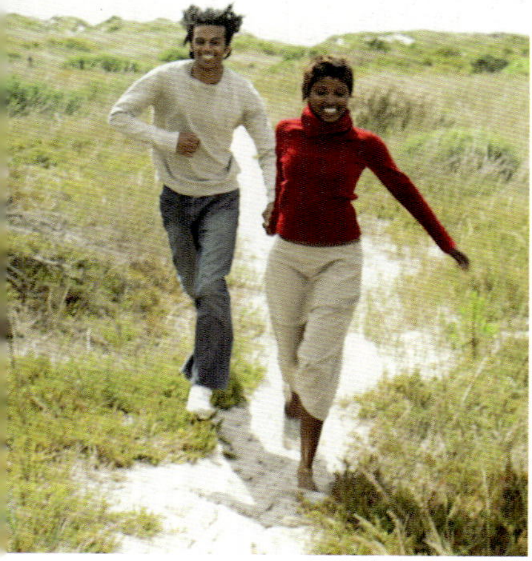

Qu'est-ce que la naturopathie ?

La naturopathie est une philosophie (certains disent un art) de vie qui a pour but de donner à l'être humain la possibilité de vivre en bonne santé, grâce à la mise en pratique d'une hygiène de vie naturelle, correcte et personnalisée. Voulant être en harmonie avec la nature, cette discipline prévoit l'utilisation d'un certain nombre de techniques naturelles, comme la diététique, la phytothérapie, les massages, les bains, l'exercice physique, la relaxation, la pensée, la respiration et l'exercice physique.

Les objectifs de la naturopathie visent essentiellement la prévention des maladies et le maintien de la santé. « Mieux vaut vivre sainement en suivant une hygiène de vie adaptée à nos propres besoins que devoir avoir recours aux traitements », telle est la pensée fondamentale de la naturopathie.

Dans cette optique, le naturopathe devient un éducateur de santé, qui sait nous conseiller et nous corriger quand nous adoptons des modes de vie qui épuisent notre énergie. Si besoin, il sera aussi en mesure de donner les conseils pour guérir, à condition que le malade possède une force vitale suffisante pour mettre en route le processus de guérison.

Voulant donner de la valeur à la qualité de vie de chaque individu, la naturopathie occupe sa place dans le panorama des médecines non conventionnelles. De nos jours, elle intéresse de plus en plus, car nous sommes nombreux à vouloir vivre selon des règles naturelles et à abandonner un style de vie qui ne nous convient pas. Respectueuse de l'environnement tout comme de l'unicité de chaque individu, cette discipline fait référence à Hippocrate de Cos, médecin grec ayant vécu au IVe siècle av. J.-C. Fidèle à son enseignement, elle respecte deux principes fondamentaux :

- le principe « *primum non nocere* », c'est-à-dire que le premier souci est de ne pas nuire ;
- l'idée que c'est dans la nature que nous devons avant tout chercher les moyens pour garder notre bien-être.

Comment savoir si vous êtes intéressé par la naturopathie ?

Si vous aimez la nature et les techniques naturelles, vous avez une vision responsable, vous avez pris conscience que votre mode de vie a une influence sur votre santé, vous préférez prévenir que guérir, vous êtes prêts à mieux vous connaître pour corriger les erreurs de votre style de vie, alors vous faites partie des personnes qui se sentent attirées par la naturopathie.

En conclusion, vous pouvez voir la naturopathie comme un ensemble de principes, théoriques et pratiques, qui, s'appuyant sur du bon sens et de l'expérimentation, vont vous permettre d'adopter une bonne hygiène de vie pour garder votre forme ou, si besoin, pour la retrouver..

Une trentaine de définitions de la naturopathie

Elles sont différentes selon les pays et les auteurs. Dans sa charte de 1985, la Fédération française de naturopathie (Fenahman) l'a ainsi définie : « La naturopathie est la science fondamentale englobant l'étude, la connaissance, l'enseignement et l'application des lois de la vie afin de maintenir, de retrouver et d'optimiser la santé par des moyens naturels ».

Les grands principes de la naturopathie

Selon les principes fondamentaux d'Hippocrate, la naturopathie considère les êtres humains comme un ensemble constitué de plusieurs parties formant un tout, vivant dans un « grand Tout ». Cela signifie que non seulement toutes les parties du corps humain communiquent entre elles, grâce surtout à la circulation des liquides, mais que l'homme entretient des relations aussi avec son environnement naturel.

Si, dans le passé, nous étions capables de nous servir de la nature pour vivre en harmonie, nous avons, avec le temps, perdu la capacité de comprendre ces liens. En particulier, enfermés dans nos villes, nous vivons de manière trop artificielle. Nous sommes désormais loin des lois de la nature et ne connaissons même plus les rythmes des saisons.

Petit à petit, à force de pratiquer un mode de vie qui ne nous convient pas, nous avons « encrassé » notre terrain. Par le terme « terrain », nous entendons la constitution de base de l'organisme humain. (Il paraît que Pasteur aurait dit, avant de mourir : « Le microbe n'est rien, le terrain est tout »).

C'est donc à la « santé » du terrain de chaque individu que le naturopathe s'intéresse. En effet, si le terrain est sain, notre organisme aura suffisamment de force pour faire face aux attaques des virus ou des microbes. S'il est surchargé ou encrassé par les déchets, alors notre organisme n'aura pas la possibilité de réagir convenablement et, à la longue, les symptômes des maladies les plus diverses pourront faire leur apparition.

La naturopathie est une pratique holistique

« Holistique » est un mot qui vient du grec holos, signifiant « entier ». Nous parlons d'approche holistique quand nous considérons une personne dans sa globalité : son plan physique (le corps), son plan émotionnel (les affects et les émotions), son plan mental et son plan spirituel. Chaque plan a une influence sur les autres : notre bien-être dépend du bon fonctionnement harmonieux de tous.

Dans l'étude d'un cas individuel, le naturopathe prendra donc en considération chacune de ces parties pour la résolution d'un problème éventuel aussi bien que pour la mise en place d'une hygiène de vie (thérapeutique globale préventive). Cette vision s'oppose à celle qui soigne l'organisme comme si chaque partie était presque indépendante du restant du corps, comme lorsqu'on examine organe par organe ou que l'on regarde les maladies comme des manifestations isolées de leur contexte.

La force vitale

Concept commun à la plupart des médecines non conventionnelles, la force vitale n'est cependant pas visible ni mesurable dans un laboratoire. Appelée différemment selon les cultures (les Indiens l'appellent prana, les Chinois chi), il s'agit de l'énergie présente en chacun de nous. C'est elle qui doit réguler le fonctionnement de notre organisme.

Cependant, nous ne naissons pas tous avec le même « capital » de force vitale, il y a naturellement des natures plus faibles et des natures plus fortes. Toutefois, c'est la gestion de ce capital qui nous intéresse et qui compte le plus. S'il est bien géré, ce capital peut nous permettre de vivre bien et longtemps. En revanche, quand nous le gaspillons, il ne sera pas suffisant à nos besoins sur la durée.

L'« art » propre à la naturopathie consiste à mettre en place une bonne hygiène de vie, adaptée à chaque individu, dans le but de bien gérer cette force vitale pour vivre au mieux.

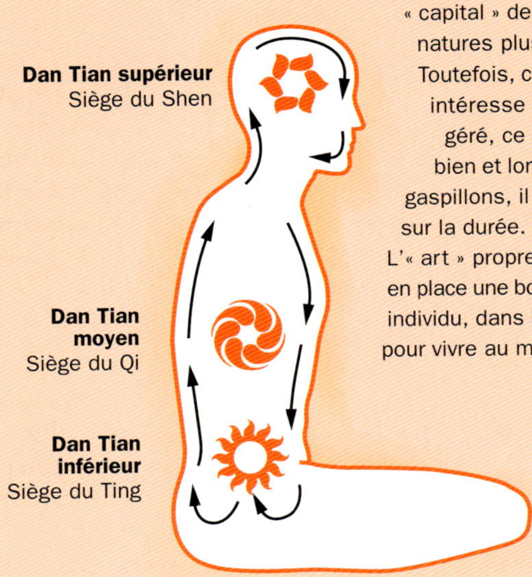

La petite circulation énergétique

Elle se fait entre le siège du Ting (bas du tronc) et le siège du Shen (cerveau).

Source : Dr. Tran, Qi Gong pour vaincre le stress, la fatigue chronique, la dépresion, Éd. Espace Qi Gong, 1993.

Pourquoi tombons-nous malades ?

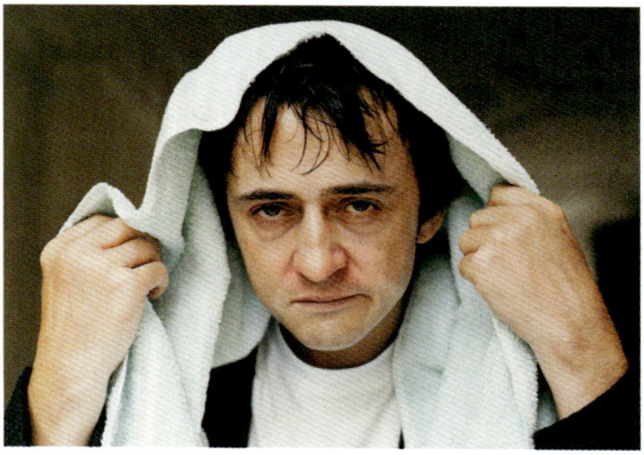

À la question : « Pour quelle raison sommes-nous malades ? » la naturopathie apporte sa réponse, qui repose sur sa vision globale du fonctionnement de l'être humain. Toutes les maladies sont considérées comme l'expression (pouvant se manifester sous différentes formes) d'un seul problème : l'encrassement du terrain. Comment se produit-il ? Comment pouvons-nous l'éviter ?

L'organisme humain est une machine intelligente qui travaille toujours pour nous maintenir en vie. Ce sont les liquides organiques (pour un total de 70 % du poids du corps) qui ont la charge d'apporter les nutriments aux cellules de nos différents organes. Ne pouvant pas aller chercher leur nourriture, la vie de nos cellules dépend donc de la qualité de ces liquides.

Lorsqu'elle est bonne, notre organisme fonctionne correctement : nos cellules reçoivent les nutriments dont elles ont besoin et elles rejettent les déchets qui seront ensuite évacués du corps.

Responsabilité

La vision propre à la naturopathie nous permet de nous rendre responsables de nos actions. C'est à nous de veiller sur l'apport des toxines que nous introduisons dans notre corps. Nous ne pouvons plus dire que nous « tombons » malades ou que nous « avons attrapé » une maladie. Nous savons que nous avons contribué à en créer les conditions (encrassement du terrain) par notre comportement. Heureusement, nous avons aussi la possibilité de garder notre terrain propre ou de le nettoyer, si besoin.

Toutefois, si la quantité des déchets est trop importante, notre organisme ne sera plus en mesure de les éliminer complètement. Il sera obligé de les stocker quelque part, dans des points qui seront variables de personne à personne. À la longue, les déchets s'accumulent et « encrassent le terrain », selon l'expression que les naturopathes ont l'habitude d'utiliser. Concrètement, cela veut dire que les liquides ne sont plus « propres » et ne peuvent plus nourrir ni débarrasser convenablement nos cellules des déchets qui les encombrent.
Quand nos cellules baignent dans des liquides pleins de toxines et en manque d'oxygène, elles ne peuvent pas effectuer correctement leur travail. C'est ainsi qu'à la longue, des carences peuvent s'installer et des problèmes de santé peuvent suivre.

Le rôle de la maladie

Les symptômes de la maladie sont donc, pour les naturopathes, à considérer comme des sonnettes d'alarme, qui nous font comprendre que notre corps veut nous signaler qu'il y a un problème à régler. Il ne faut donc pas simplement supprimer ces avertissements sans se préoccuper de corriger notre style de vie qui en est à l'origine.
Les symptômes sont vus comme des voies de sortie des toxines. S'ils ne sont pas très graves et si notre force vitale est suffisante, nous pouvons les laisser s'exprimer, pendant que nous effectuons le nettoyage de notre terrain. Si on se contente de supprimer les symptômes, sans aucune action à la base, la maladie se représentera probablement ou elle changera d'axe en se reportant sur un autre organe.

Deux sortes de déchets

Premièrement, nous avons les déchets qui sont produits à l'intérieur du corps. Ils se forment par le travail cellulaire, par les excès alimentaires, par les mauvaises digestions...
Deuxièmement, nous devons compter tous les déchets venant de l'extérieur et que nous introduisons dans notre corps. Il s'agit de toutes les substances que l'organisme n'utilise pas (qui sont nocives ou dont il n'a pas besoin) et qu'il doit éliminer : les substances chimiques, la pollution, les molécules toxiques contenues dans certains aliments...

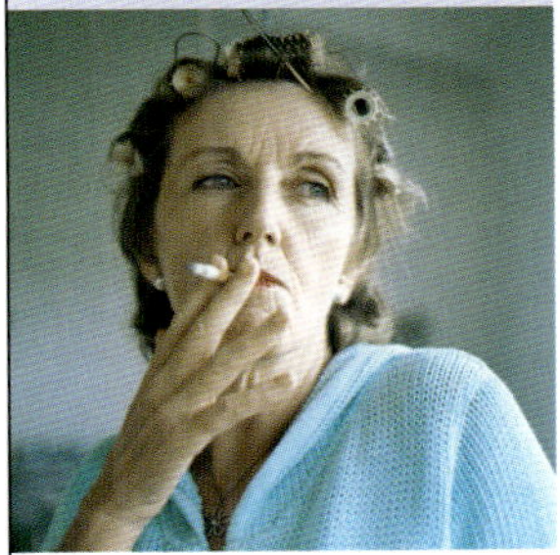

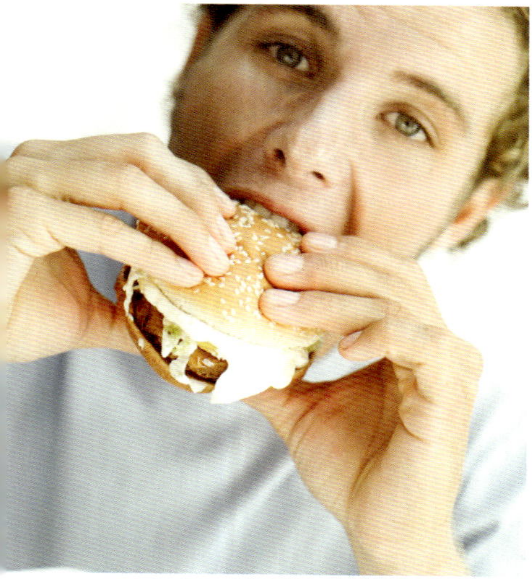

Les causes de l'encrassement de notre terrain

Pour préserver notre capital énergétique et notre terrain, nous devons comprendre que ce dernier peut se dégrader et/ou se régénérer. C'est prendre conscience de notre responsabilité pour le niveau de notre bien-être. C'est pourquoi nous devons être attentifs aux situations qui risquent de perturber le niveau de notre capital, à savoir les excès que nous pratiquons de manière régulière. Dans la mise en place d'un plan d'hygiène de vie, ils sont donc à corriger, car un mode de vie déréglé, pas sain et loin de nos rythmes naturels nous amène à la longue à l'épuisement.

Attention aux excès !

Les excès alimentaires. Trop d'aliments ou une trop grande quantité d'aliments nocifs (trop de gras, trop de sucres, trop d'aliments raffinés, trop d'aliments industriels...) conduisent à un épuisement des glandes digestives. Notre organisme doit alors effectuer un grand travail pour essayer de les éliminer ou de les stocker (quand l'élimination n'est plus possible).

Le manque de repos et de sommeil. Pendant la nuit, notre organisme se recharge tant sur le plan physique que sur le plan mental. Des nuits trop courtes, des sommeils agités, coupés, des réveils trop matinaux ne permettent pas un repos correct.

L'épuisement mental. L'activité cérébrale consomme une très grande quantité d'énergie. Dans les conditions de vie actuelle, notre cerveau est tout le temps sous tension. Nous ne sommes plus capables de « débrancher la prise » pour laisser reposer notre mental. Souvent, l'énergie utilisée par nos pensées est telle qu'il n'en reste plus suffisamment pour les autres activités physiologiques. Par exemple, il peut nous arriver de ne plus pouvoir digérer correctement ou de nous sentir continuellement fatigués.

Trop de travail. La place du travail dans notre quotidien est devenue, pour beaucoup d'entre nous, très importante. Parfois, elle est tellement prenante que nous oublions qu'il existe une vie après le travail. Nous sommes très vite débordés et, ne sachant plus comment gérer les situations, nous succombons au stress. Souvent, il suffirait de mieux s'organiser, de prendre du recul et comprendre que notre place n'est pas si indispensable que nous le pensons.

Les excès sportifs et sexuels. Même les activités que nous aimons peuvent devenir nocives, si elles sont pratiquées en trop grande quantité. Ceci est particulièrement valable pour le sport et pour notre vie sexuelle. Tout doit être pratiqué dans la mesure, sans excès ni fanatisme.

La mise en place d'une hygiène de vie

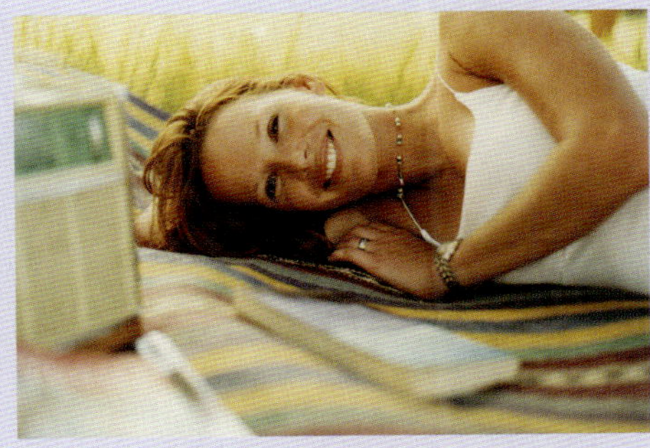

- S'alimenter sainement en suivant les véritables exigences de notre organisme.
- Se reposer suffisamment chaque nuit, en tenant compte du cycle de veille et de sommeil propre à chaque individu.
- Pratiquer des exercices physiques réguliers que l'on aime, sans tomber dans les excès : 20 minutes par jour environ.
- Pratiquer une activité sexuelle selon les besoins propres à chacun.
- Savoir se relaxer et vider le mental pour profiter des moments de détente : siestes, musique relaxante, bains chauds, massages…
- Éliminer régulièrement les toxines présentes dans l'organisme, en faisant des cures. Dans les moments libres, exercer une activité que l'on aime (lecture, peinture, musique, bricolage, jardinage, cinéma…) ou un hobby.
- Se dédier régulièrement à une pratique spirituelle, qui sera propre à chacun, dans le respect de celle d'autrui.

APPRENDRE À SE CONNAÎTRE

Ce qui fait gaspiller de l'énergie

Dans cette partie du livre, nous exposons une partie des moyens que la naturopathie met à notre disposition pour arriver à nous connaître. Pourquoi devons-nous faire la démarche de la connaissance ? Connais-toi et tu connaîtras l'univers ! Ce n'est qu'en comprenant notre véritable fonctionnement que nous pourrons de plus en plus faire librement nos choix de vie. Pour ce faire, nous vous proposons des pistes de réflexion.

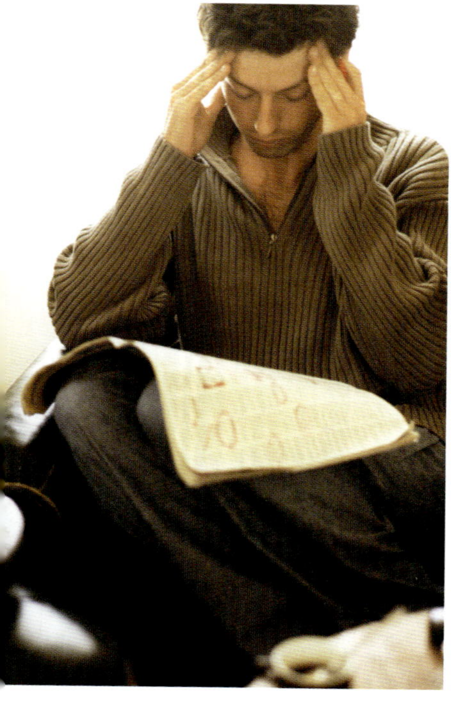

Plusieurs activités, que parfois nous considérons anodines, nous font gaspiller une grande quantité d'énergie. Quelques exemples pour réfléchir…

- La digestion, par exemple, demande, comme toutes les autres activités de notre corps, une dépense énergétique. Une alimentation peu adaptée à nos besoins est donc une source de gaspillage énergétique considérable. Ce point est très important, si l'on pense que nous mangeons en moyenne trois fois par jour !

- Les petits « bobos » de tous les jours réduisent notre performance et arrivent à nous mettre à plat, car l'énergie de notre corps est occupée à « réparer » ce qui ne va plus.
De simples petites astuces ou des cures préventives, à partir de ce que la nature met à notre disposition (plantes, huiles essentielles, exercices respiratoires…), peuvent nous mettre à l'abri et s'avérer salutaires.

• Les émotions, quand elles sont mal gérées, peuvent nous « bouffer » la vie. La colère exprimée ou rentrée, l'inquiétude, la peur, l'angoisse, le manque de confiance en soi, l'incapacité de prendre une décision, le découragement… non seulement nous prennent du temps, mais consomment aussi beaucoup d'énergie. Savoir manager ses émotions est donc un point important pour ne pas perdre son énergie, inutilement !

• La qualité des relations que nous entretenons avec les autres est essentielle pour ne pas gaspiller notre capital énergétique. La perte d'énergie causée par les mauvaises relations interpersonnelles est facile à repérer. Il est donc important d'avoir un positionnement correct dans nos relations, afin de préserver notre énergie, ce qui n'a rien à voir avec l'idée d'éviter les conflits !

• Notre mental consomme beaucoup d'énergie, surtout quand il est tout le temps très actif, parfois sans trop d'utilité. Quand la tête fonctionne trop, le reste de l'organisme est appauvri en énergie. Connaître les moyens pour savoir « débrancher la prise » est fondamental pour être lucide, attentif et concentré quand le besoin se présente.

Capitaliser son énergie

Par analogie, notre « capital » de naissance peut être assimilé à de l'argent placé en banque. Si nous assurons une bonne gestion, cet argent pourvoira longtemps à nos besoins. Au contraire, si nous dépensons sans compter nos économies – fussent-elles importantes – notre « capital » s'épuisera rapidement. Le but de la mise en place d'une hygiène de vie est celui d'avoir un comportement qui nous assure notre capital le plus longtemps possible. En effet, il est important non seulement de vivre longtemps, mais de bien vivre les années à venir.

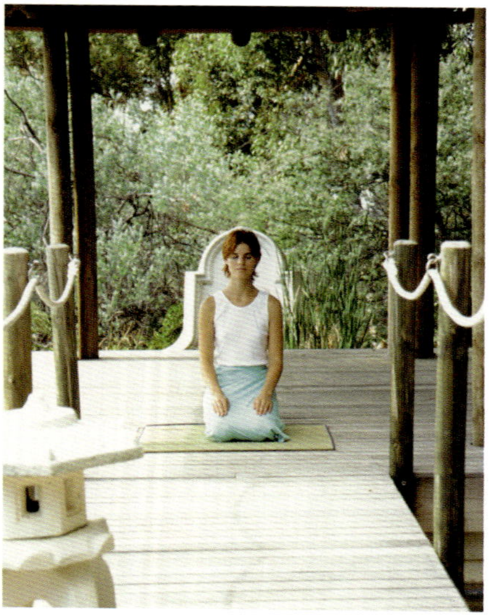

Les différents corps propres à l'être humain

Les disciplines traditionnelles qui ont étudié l'homme, être unique et complexe, s'accordent à le présenter comme un ensemble, constitué de plusieurs parties. La naturopathie partage cette vision, en reconnaissant l'être humain constitué de quatre corps ou plans : le corps physique, le corps mental, le corps vital et le corps spirituel.

- **Le corps physique**, le plus dense, est lié à la matière. Si nous le négligeons, il se manifeste à travers la douleur ; en revanche, quand nous lui donnons ce dont il a besoin, il fonctionnera convenablement pour notre plus grand bien-être.

- **Le corps mental** est en connexion avec notre psychisme et notre nature émotionnelle. Le corps mental et le corps physique sont étroitement liés et peuvent s'influencer réciproquement à tout moment. Un mental agité associé à des pensées négatives peut perturber notre existence avec des répercussions sur notre état de santé, pouvant même devenir graves.

Les corps s'influencent les uns les autres

Schématiquement, on peut imaginer les quatre corps comme des cercles, alignés verticalement, chacun empiétant sur l'autre. Chaque corps-cercle possède une partie qui rentre dans celui qui le précède et une autre dans celui qui le suit. Le corps physique a donc une partie englobée dans le corps mental. Ce dernier a une partie dans le corps physique, mais aussi une autre partie dans le corps vital. Le corps vital a une partie dans le corps mental et une dans le corps spirituel. Chaque corps communique ainsi avec tous les autres, mais de manière plus directe avec celui qui le précède et qui le suit.

- **Le corps vital** est en lien avec la quantité d'énergie que nous avons à notre disposition. Parfois nous avons l'impression que « tout va bien » et que nous avons beaucoup d'énergie ; d'autres fois, nous réalisons que « ça ne va pas » et que nous sommes incapables de faire ce que nous souhaitons. Dans ce dernier cas, notre corps vital est faible et manque de ressources.

- **Le corps spirituel**, intimement lié à chaque individu, se manifeste différemment selon les cultures, les origines et l'éducation reçue. Typique de l'être humain, ce corps doit être nourri tout comme les autres, en suivant la pratique que chacun a choisie. La naturopathie ne donne pas de consignes sur le choix de la croyance à adopter, le seul conseil est qu'il faut pratiquer sans fanatisme et dans la tolérance !

Nos points forts et nos points faibles

Un des buts de la naturopathie est de nous faire prendre conscience que nous avons des points forts et des points faibles, à l'intérieur de chacun de nos corps. Nous pouvons agir directement sur nos faiblesses pour les renforcer, en mettant en œuvre des pratiques spécifiques à chaque corps. L'amélioration de l'état d'un corps a en effet une action bénéfique directe sur les corps voisins, qui sera aussi bénéfique pour l'ensemble de notre être. Par exemple, si nous avons un corps physique faible et que nous le fortifions tout au long de notre existence, le mental sera le premier à en tirer les bénéfices, pour avoir « *mens sana in corpore sano* » (un mental sain dans un corps sain), comme disaient déjà les anciens Romains.

Comment « nourrir » chaque corps ?

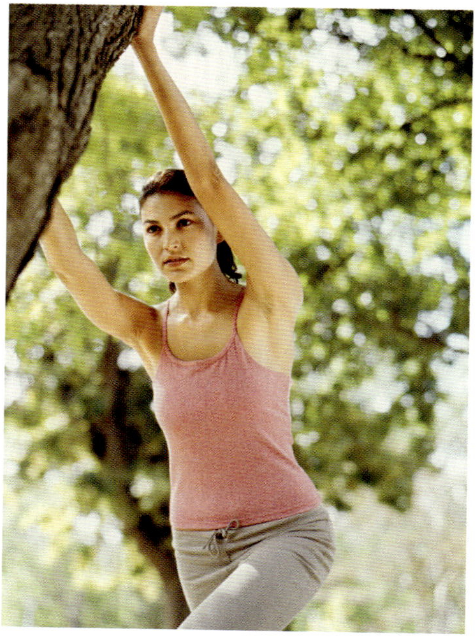

Les besoins du corps physique

Bien solide, notre corps physique a besoin d'air et d'alimentation (son combustible) pour rester en vie. Cependant, pour fonctionner correctement, il faut que la nourriture soit adaptée à ses besoins et fournie en justes quantités. En effet, une alimentation mal adaptée ou en quantité non adéquate (trop abondante ou insuffisante) est une des principales sources d'épuisement du corps physique (voir chapitre sur l'alimentation).

De plus, pour maintenir la forme, notre physique a besoin de bouger à travers les exercices physiques ou le sport. Une pratique régulière sera donc à envisager, selon les goûts et les possibilités de chacun (voir chapitre sur l'activité physique).

Les besoins du corps mental

Abrité dans les os du crâne, notre cerveau est comme un petit ordinateur. Pour qu'il puisse fonctionner correctement et dans le temps, il a besoin de moments de repos et de pauses. Ils sont absolument nécessaires, sinon à la longue, la machine risque de s'emballer. C'est pourquoi, pendant la journée, il faut s'accorder des plages de silence mental (sans aucune pensée !) ou des exercices de relaxation ou de sophrologie. Ce qu'il faut arriver à comprendre, c'est qu'il est nécessaire de pratiquer une « hygiène du mental », tout comme nous en pratiquons une au niveau physique.

De plus, pour la santé de notre mental, il vaut mieux avoir l'habitude de penser positivement et de manière constructive. La pensée négative n'est pas utile et elle peut même être néfaste. Pour cette raison, il est préférable, dans toute circonstance, de trouver le bon côté de la situation. Dans un verre à moitié plein/vide, la quantité d'eau est toujours la même, c'est notre perception qui change et détermine tout. Évitons de ressasser continuellement les mêmes idées, une pratique courante qui ne nous mène nulle part. En revanche, pensons seulement si cela est nécessaire et faisons-le de manière positive !

Les besoins du corps vital

Au cours de l'année, nous ressentons régulièrement le besoin de recharger notre corps vital et de nous ressourcer. C'est ce que nous faisons, en général, quand nous partons en vacances. Nous nous reposons, nous dormons, nous rentrons en contact avec la nature (la mer, la montagne, la forêt, la campagne), nous nous exposons aux éléments naturels, tel le vent, la lumière, le soleil, nous avons un contact plus rapproché avec les animaux, nous admirons les paysages naturels, nous avons le temps de nous « nourrir » d'art (en visitant des musées, des villes d'art, en peignant, en écoutant de la musique, en jouant d'un instrument de musique ou nous lisons un bon livre). Toutes ces activités nourrissent notre corps vital. Pour notre épanouissement, nous devrions les pratiquer régulièrement (le week-end, le soir, pendant les pauses du déjeuner ou le matin avant de partir au travail), sans attendre les jours de vacances.

Les besoins du corps spirituel

Dans le respect des croyances d'autrui, chacun de nous a besoin de développer ses propres intérêts spirituels. La prière, la méditation, la relaxation profonde, le recueillement, la réflexion philosophique, la lecture des livres sacrés et philosophiques, l'écoute de musiques et de textes sacrés, la pratique d'un rite spirituel, les chants religieux, les retraites ou les pèlerinages spirituels sont des activités qui nourrissent notre corps spirituel. Au-delà de tout fanatisme, chacun, responsable de son propre engagement, est en mesure de trouver sa propre voie.

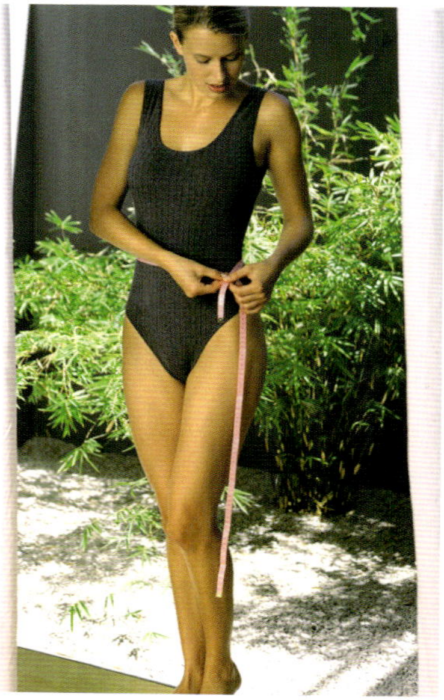

La morphologie

Depuis des siècles, nombreuses sont les écoles qui essayent d'expliquer la nature de l'être humain à travers l'analyse de ses formes externes. La morphologie, tel est le nom de cette démarche, est une des richesses utilisées par le naturopathe (avec d'autres moyens, comme le dialogue et l'iridologie) dans son bilan de vitalité pour déterminer les points forts et les points faibles d'un individu.

La morphologie reste un bon moyen pour apprendre à se connaître soi-même, dans une perspective évolutive. La morphologie de référence pour la naturopathie est une discipline qui croît dans la possibilité de l'être humain de s'améliorer sur tous ses plans, pour se rapprocher le plus possible d'un type idéal, le « musculaire ».

Pour mieux comprendre cette évolution, il faut savoir que l'être humain réagit en se basant sur deux fonctions (le système nerveux et/ou le système glandulaire), qui se manifestent selon la prédominance de ses caractéristiques. Nous avons alors deux possibilités :

- le système nerveux a une prédominance sur le système glandulaire : il s'agit des sujets dits « neuroarthritiques » ;

Le bilan de vitalité

Loin de la logique médicale, le naturopathe établit un bilan de vitalité qui ne doit pas se confondre avec le bilan de santé, établit normalement par un médecin. Cependant ces deux bilans peuvent être complémentaires. Le bilan de vitalité est nécessaire pour pouvoir conseiller une personne, l'aider à trouver son hygiène de vie et à bâtir une cure. Le naturopathe est donc plutôt intéressé par l'état général d'un individu, par son mode de vie, par son niveau de son stress, par son comportement alimentaire, par la qualité de son travail...

- le système glandulaire a une prédominance sur le système nerveux. : il s'agit des sujets dits « sanguins ».

La formule parfaite correspondrait à l'équilibre entre le système nerveux et glandulaire : c'est le sujet « musculaire ». Il possède 100 % de vitalité et le plus grand potentiel de longévité et de santé. Morphologiquement, il se présente ainsi : sa masse musculaire est importante, tout en restant harmonieuse, son visage est carré, les trois étages du visage sont équivalents en largeur et longueur. Sans présenter des attitudes particulières, ce sujet est en équilibre partout : il mange bien et sainement, dort régulièrement, se repose, aime le sport sans excès, vit bien en société, possède une intelligence lui permettant d'atteindre ses objectifs et vit en harmonie avec la nature.

Pourquoi connaître sa propre morphologie ?

Si nous prenons conscience de nos points faibles et points forts, nous avons la possibilité, à travers la mise en place d'une hygiène de vie adéquate, d'améliorer les premiers et de maintenir les deuxièmes. Nous allons voir qu'en s'éloignant du type idéal de manière progressive, nous perdons de plus en plus de vitalité. Dans l'espace de notre vie, selon notre comportement, nous pouvons changer de « type » (en montant ou en descendant dans l'échelle). Étant donné que tout bouge et tout est perfectible, notre but est de tendre vers la morphologie supérieure, en augmentant ainsi notre vitalité. Il paraît toutefois que dans le cours d'une vie, il n'est possible que de passer à la morphologie supérieure, mais pas encore à celle du dessus. C'est toutefois déjà une belle réussite !

Les étages du visage

L'étage bas : c'est la zone entre le menton et la base du nez.

L'étage moyen : c'est la zone entre la base du nez et la partie externe de l'œil.

L'étage haut : c'est la zone entre la partie externe de l'œil et la fin du front où commence le cuir chevelu.

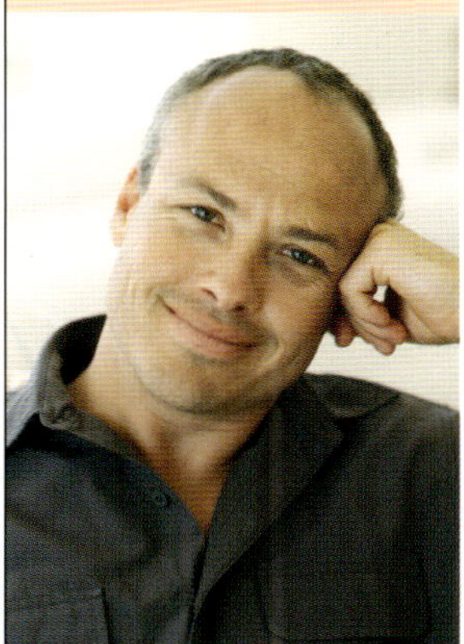

Les « neuroarthritiques » : la rétraction

Morphologiquement, les neuroarthritiques se caractérisent par une rétraction des formes, qui commence dans le bas du visage pour s'étendre aux autres étages. L'éloignement du modèle idéal se fait progressivement, étage après étage.

- **Le « respiratoire »** – rétraction dans le bas du visage – : il s'agit d'un individu athlétique, longiligne, épaules bien dessinées, taille fine, chevilles et poignets fins, visage expressif, toujours en mouvement, curieux, brillant intellectuellement, doté d'un esprit logique, bon organisateur et ouvert vers le monde. Il possède surtout une bonne vitalité. Sa faiblesse se situe au niveau du système digestif et en cas de souci de santé, il élimine à travers la peau et le système respiratoire, qui fonctionne bien. Ses crises sont pour la plupart aiguës, par exemple rhumes, eczémas, acnés…

- **Le « cérébral »** – rétraction dans les parties basses et moyennes du visage – : par rapport au sujet respiratoire, il a des faiblesses au niveau digestif de plus en plus importantes (pour cette raison, il préfère souvent des régimes très restrictifs) et ses éliminations au niveau de la peau et du système respiratoire sont de moins en moins bonnes. Plutôt maigre, il s'affine à tous les niveaux, comparé au « respiratoire ». Ses membres sont plus grêles, il présente une certaine raideur au niveau intellectuel, la vitalité diminue et son équilibre psychologique est fragile, avec souvent des angoisses et des insomnies.

- **Le « nerveux »** – rétraction dans toutes les parties du visage, qui devient triangulaire – : la vitalité baisse considérablement à tous les niveaux et les ressources vitales sont pour la plupart nerveuses (presque pas au niveau glandulaire). Physiquement peu musclé, son visage est dur et manque d'expressivité, sa peau est fine et ses omoplates sont décollées. Il se nourrit en petites quantités, souvent des mêmes aliments, et il est enclin à suivre des régimes très stricts. Introverti, souvent intolérant aux gens, à la lumière et aux bruits, il s'exprime par des paroles et des gestes un peu saccadés et ne s'intéresse pas au monde qui l'entoure.

Les « sanguino-pléthoriques » : la dilatation

Morphologiquement, ces sujets tendent vers la dilatation des formes, qui commence toujours par le bas du visage et s'étend vers le haut. À chaque étape, on s'éloigne de la vitalité maximale du sujet musculaire.

• **Le « sanguin »** – dilatation du bas du visage – : puissant et tonique, il possède un thorax épais et une forte pilosité sur tout le corps ; ses membres sont courts, ses poignets et ses chevilles épais. Très actif, communicatif, il a une bonne vitalité, aime bien manger, ainsi que tous les plaisirs de la vie. Extraverti, il aime rester en compagnie, parler et « profiter » de la vie. Il digère tout, aime le froid et mène souvent une vie à l'excès. Cependant, son point faible étant le système circulatoire, il risque (s'il ne se « convertit » pas à une bonne hygiène de vie, car il peut vivre longtemps en bonne santé s'il est raisonnable) de déclencher une maladie cardio-vasculaire.

• **Le « digestif »** – dilatation du bas et du milieu du visage – : il présente un physique plus en rondeur par rapport au sanguin ; son thorax reste épais, mais ses épaules sont moins bien dessinées, ses jambes sont moins musclées, ses fessiers sont assez petits, tandis que son ventre prend de l'importance. Plus frileux, beaucoup moins sportif, non violent, sa vitalité est sûrement moins importante. Il aime bien manger (il ne saute jamais un repas !), mais sa capacité digestive est moyenne, d'autant plus qu'il peut présenter des problèmes de santé comme le diabète, les ulcères d'estomac… Sa vie tourne autour de la famille et de la table.

• **L'« obèse »** – dilatation de tous les étages du visage – : il ne possède plus d'angle dans son visage ni dans son corps. Tout est rondeur, la vitalité est basse, ses réactions glandulaires sont faibles et ne sont pas à la hauteur des nécessités quotidiennes. N'étant pas trop réactif, il se laisse aller à la vie et ne s'intéresse pas trop aux questions affectives ou philosophiques. Sujet aux infiltrations de l'eau à travers les tissus, il présente aussi des problèmes dans les éliminations.

Le rôle du naturopathe

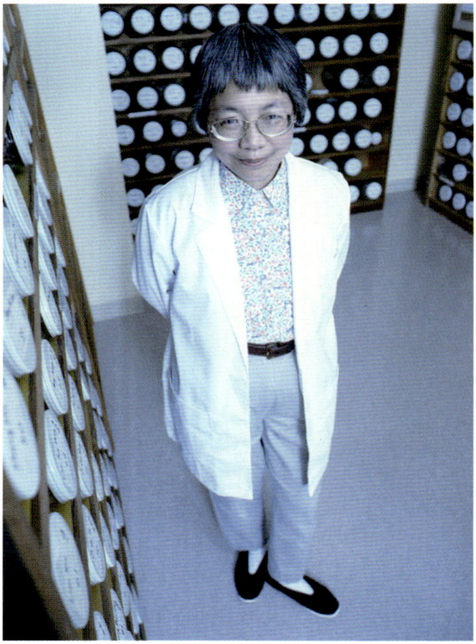

N'ayant pas obligatoirement un diplôme en médecine, le naturopathe peut plutôt se définir comme un éducateur de santé. En effet, son but est celui d'éduquer la personne à mettre en place une hygiène de vie afin de retrouver sa forme et de la garder.

Dans sa pratique, le naturopathe va rechercher les points forts propres à la personne, sur lesquels il s'appuiera pour mettre en place ses cures. Il effectue alors un bilan de vitalité plutôt qu'un bilan de santé, comme le font les médecins. Toutefois, l'action du naturopathe ne remplace en aucun cas celle d'un médecin ! Son rôle n'est pas celui de guérir une maladie spécifique, mais celui de renforcer l'organisme pour qu'il retrouve les moyens, grâce à sa force vitale, de s'autoguérir.

À travers un entretien, le naturopathe interroge la personne sur ses modes de vie, son niveau de stress, son alimentation, son sommeil, son activité physique, etc. Il étudie la morphologie de la personne, certains naturopathes utilisent l'iridologie, c'est-à-dire l'étude de l'iris de l'œil (la partie colorée), tandis que ceux qui ont approfondi la médecine chinoise prennent le pouls pour évaluer la circulation de l'énergie dans les différents méridiens.

À travers toutes ces techniques, le naturopathe propose un programme individualisé qui se base sur l'utilisation de techniques naturelles et traditionnelles.

Les différentes techniques naturelles

- L'hygiène alimentaire (ou bromatologie) : la diététique, les compléments alimentaires, les cures alimentaires de saison, les associations alimentaires, les monodiètes...
- Les mouvements physiques : la marche, le vélo, la gymnastique, la natation, la course à pied, les arts martiaux...
- La phytothérapie et l'aromathérapie : l'utilisation des plantes et des huiles essentielles.
- La psychologie : la relaxation, les fleurs de Bach, la sophrologie...
- Les techniques manuelles, ou chirologie : les massages relaxants, désintoxiquant...
- La respiration : les respirations profondes, les aérosols...
- L'hydrologie : les bains chauds et froids, les douches, les bains de siège...
- Les réflexes : la réflexologie plantaire, les points de Knap, le shiatsu...
- Les fluides énergétiques : le magnétisme...
- Les rayons : le soleil, les couleurs de la chromothérapie.

Toutes ces techniques n'ont une véritable valeur que si elles sont insérées dans des cures naturopathiques, qu'elles soient de désintoxication ou de revitalisation. Selon les écoles, chaque naturopathe possède une ouverture par rapport à certaines disciplines. Certains introduisent aussi d'autres techniques qui ne sont pas prévues dans les dix techniques de base. Cependant, le naturopathe ne doit jamais perdre de vue la complexité et l'unicité de chaque individu. Son bilan de santé devra tenir compte de tous ses points forts et de ses points faibles, en prenant en considération tous les plans de la personne (physique, psychologique, énergétique et émotionnel).

LES CURES EN NATUROPATHIE

Si la cause de tous nos problèmes vient de l'encrassement du terrain, comment pouvons-nous agir ? La naturopathie nous propose ses solutions. Le principe de base est simple : il faut nettoyer le terrain pour le libérer des toxines cumulées au cours des années, en mettant en œuvre des cures.

La cure de désintoxication

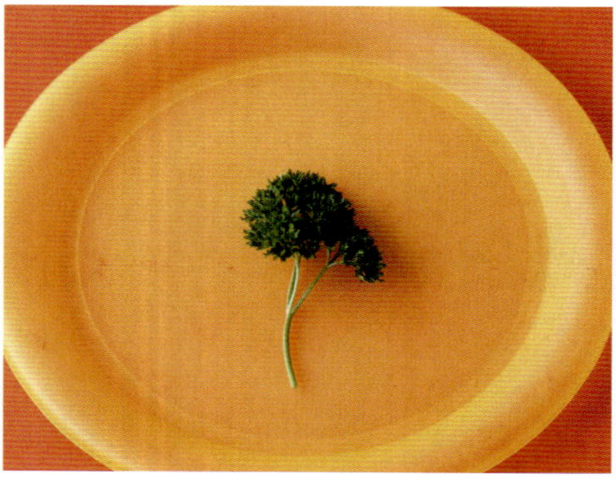

De loin la plus connue, la cure de désintoxication est sûrement la plus pratiquée en naturopathie. Il suffit de posséder une quantité suffisante d'énergie vitale pour pouvoir la commencer. Son but est de permettre à notre organisme de se libérer des toxines cumulées et de nettoyer ainsi notre terrain pour retrouver ou maintenir notre bien-être. Dans la pratique, nous menons une action, en même temps, sur trois fronts.

Éliminer les surcharges

C'est l'aspect alimentaire qui rentre en jeu. Pendant la période de la cure, nous adopterons un régime alimentaire réduit soit au niveau qualitatif soit au niveau quantitatif. Le but est de ne pas introduire dans notre corps des aliments trop difficiles à digérer, permettant ainsi à notre système digestif de se reposer et de passer souvent à la phase d'élimination, celle qui suit l'assimilation.
Les repas peuvent donc être composés d'un nombre réduit en calories ou les aliments seront associés de manière sélective, comme dans le cas d'un régime dissocié, dans lequel nous ne mélangeons pas les protéines avec les glucides pendant le même repas. Les aliments choisis doivent être les plus simples et naturels possible. Nous éviterons

donc la charcuterie, les fromages, les sauces, les sucreries, les fritures, les plats élaborés, ceux qui sont industriellement préparés… En mangeant ainsi, la digestion est rapide et le temps destiné à l'élimination devient par conséquence plus long.
Pour faciliter la digestion et mettre en pratique un repos digestif encore plus important, selon la vitalité de chacun, nous pouvons pratiquer des monodiètes (c'est-à-dire assumer un seul aliment pendant un repas) : une monodiète au raisin, à la pomme, au riz, à la pomme de terre…
Nous pouvons aussi pratiquer un jeûne court. Il s'agit de supprimer tous les aliments (sauf l'eau) pendant un certain temps, une journée par exemple. Dans ce cas, le repos digestif est total et l'élimination importante. En revanche, un jeûne long doit toujours se faire sous le contrôle d'un expert !

Moins notre organisme est occupé dans l'assimilation des aliments que nous mangeons, plus il aura le temps d'éliminer. Plus il élimine, plus nous sommes libérés des toxines. Moins nous avons de toxines, plus notre terrain est sain et peut combattre positivement contre les agressions.

Ouvrir les émonctoires

On appelle « émonctoires » les organes capables d'éliminer, c'est-à-dire de faire sortir des substances vers l'extérieur de notre corps. En naturopathie, on sait que les poumons, le foie et les intestins sont en mesure d'éliminer les déchets appelés colles, que les reins éliminent les cristaux et enfin que la peau est capable d'éliminer les deux.
Ouvrir les émonctoires signifie solliciter leurs fonctions. En général, on utilise des plantes, spécifiques pour chaque organe, sous forme de tisanes, de gélules, d'extraits liquides, de teintures mères, d'huiles essentielles. L'exercice physique est aussi un bon moyen pour activer tous les émonctoires et favoriser l'élimination. Pour la peau, nous pouvons aussi avoir recours au sauna.

Libérer les énergies à l'intérieur du corps

Pour avoir le maximum de force vitale à notre disposition, il ne faut pas que les énergies soient bloquées à l'intérieur de notre organisme. À ce propos, nous pouvons pratiquer la relaxation pour nous détendre, libérer notre mental des idées fixes qui consomment beaucoup d'énergie et pratiquer la pensée positive autant que possible.

Les cures de saison

Autrefois, les anciens savaient qu'un changement de saison devait se préparer tout naturellement. De nos jours, nous ne sommes plus conscients que notre organisme, devant s'adapter aux différents changements, doit faire beaucoup d'efforts et dépenser de l'énergie. Pour accompagner et faciliter les transitions, en débarrassant le corps des toxines, la naturopathie conseille de pratiquer les cures de saison.

Les incontournables : printemps et automne

Le printemps et l'automne signent deux grands passages, peut-être les plus fatigants pour notre organisme. Tout le monde peut donc mettre en application une cure de désintoxication pour faciliter la transition.

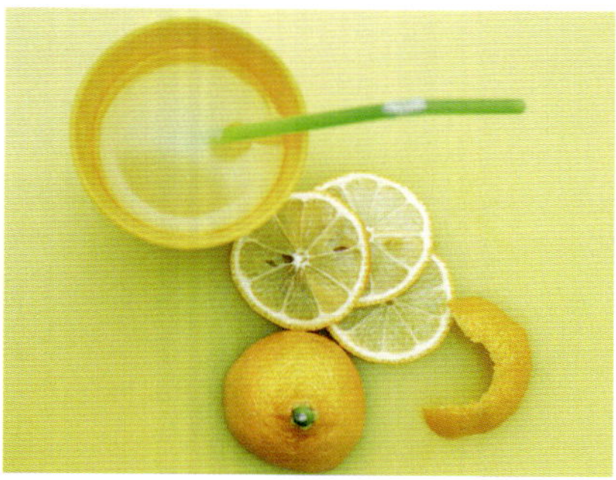

Le printemps

Sortant de la torpeur de l'hiver, c'est le moment de faire le ménage ! Le cycle de la vie repart à nouveau et il faut l'accompagner sur de bonnes bases. Avant d'accueillir les nouvelles énergies qui se mettent en place, il vaut mieux éliminer les toxines cumulées. Dans ce contexte, l'alimentation joue son rôle important : elle doit être légère et saine pour soulager le travail du foie, qui est l'organe de la saison (pas de plats en sauces, de sucreries et trop d'amidons). Pour nettoyer le foie, nous pouvons pratiquer des monodiètes et des cures de citron (surtout si morphologiquement on fait partie des sanguino-pléthoriques, en revanche les neuroarthritiques ne doivent pas en abuser car ils risquent la déminéralisation). Pendant cette saison, parmi les aliments du marché, nous avons : les asperges, les artichauts, la chicorée, le cresson, le blé, le pissenlit, les petits pois, le radis rose, les salades, le radis noir, l'ail, l'artichaut, la carotte nouvelle, le citron, la betterave en botte, la pomme de terre nouvelle, les pommes, les nèfles, les kiwis, les oignons blancs en botte, la fraise, la cerise, le persil, la ciboulette, l'oseille, les jeunes pousses vertes, la truite, les crevettes, l'agneau, le lapin.

L'automne

C'est la saison pendant laquelle on commence à se replier sur soi, tout comme la nature qui se retire pour se préparer à l'hiver. Les rythmes ralentissent pour permettre l'adaptation aux températures plus froides qui vont bientôt arriver. Les organes de la saison sont le poumon et le gros intestin. Si nous ne renforçons pas ces organes, nos problématiques se manifesteront facilement à travers les problématiques respiratoires.

Toujours vigilants, nous devons surveiller le bon fonctionnement de nos intestins (voir chapitre sur les intestins) pour éviter l'installation de colonies de bactéries et de virus.

La cure de raisin (pendant laquelle on ne prend que du raisin à un repas ou pendant toute la journée) est donc la bienvenue en automne pour nettoyer l'organisme en entier et le côlon en particulier.

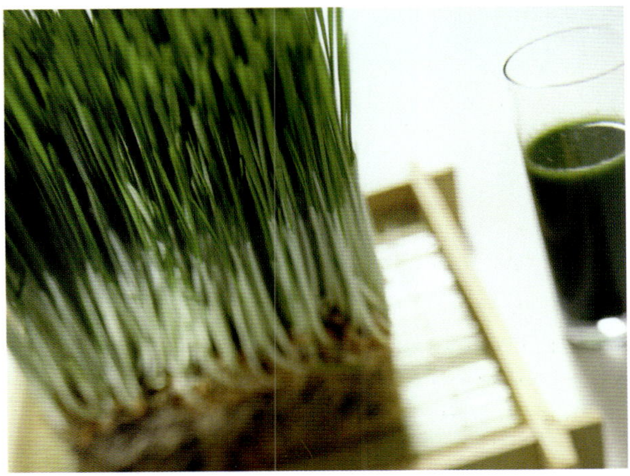

Il est aussi important de préparer notre système immunitaire à la saison froide, par des cures avec les produits de la ruche (miel, pollen, gelée royale), les graines germées et avec des suppléments de vitamines C et celles du groupe B.

En automne, nous privilégions surtout : le maïs, les poireaux, le céleri branche, le céleri-rave, le topinambour, les noix, les noisettes, les choux, l'ail, l'oignon, les champignons, les épinards, les endives, la laitue, les navets, le raisin, les courges, la carotte, les kakis, les kiwis, les céréales complètes, les pommes de terre, les pommes, les poires, les châtaignes, les oranges, l'ananas, les pois cassés, les pois chiches, les haricots, les lentilles, les fruits secs, les coquillages, la raie, les crustacés, les cailles.

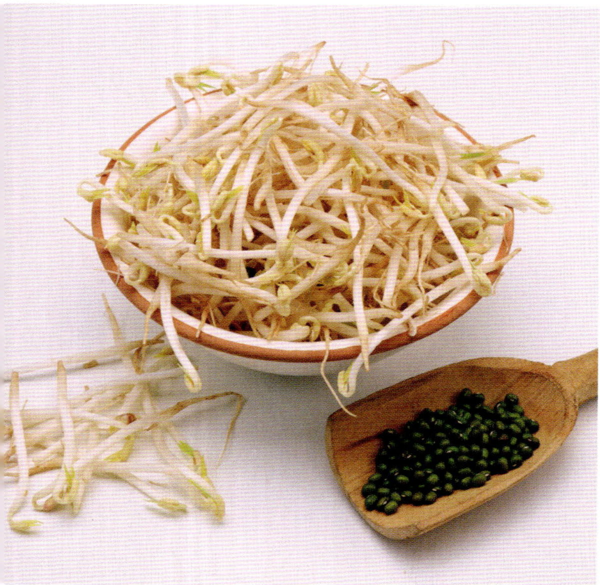

L'hiver

Quand l'hiver commence, notre organisme a besoin d'être revitalisé pour lutter contre le froid. C'est la période pendant laquelle la nature est complètement au repos. « Endormie », elle se prépare à la renaissance. Ayant perdu le contact avec la nature, le rythme de nos activités professionnelles ne suit plus les différentes saisons ; nous devons travailler autant l'hiver que l'été. L'organe de cette saison est le rein, associé à la couleur noire et à l'émotion peur. La cure de l'hiver prévoit donc l'utilisation des plantes pouvant aider le travail des reins (voir chapitre sur les cures). Pour prévenir les maladies de saison, il est important de stimuler notre système immunitaire. De nombreuses plantes vont être nos alliées, comme le thym, le basilic, la menthe, le romarin et l'ail. L'alimentation devra être riche en éléments vitaux pour combler le manque en vitamines, minéraux et oligo-éléments. Pendant la cure, mieux vaut laisser une large part aux agrumes (oranges, pamplemousses, mandarines…) pour avoir un bon apport de vitamine C, à la chlorophylle et aux graines germées, pour les minéraux et les vitamines qu'elles contiennent. Pour nous réchauffer, n'oublions pas les céréales complètes, comme le riz, le millet, l'orge, l'avoine, le quinoa et l'épeautre. Parmi les aliments à privilégier pendant l'hiver, nous trouvons : tous les fruits secs, la courge, les navets, les épinards, les poireaux, le riz complet, les pommes de terre, l'ail, l'avocat, le fenouil, le raifort, l'endive, les choux, les noix, les oignons, les pois cassés, les haricots rouges et blancs, la poire, la pomme, le kiwi, le soja, les agrumes, les huîtres, les coquilles Saint-Jacques, la rascasse, la dinde, le gibier à plume.

L'été

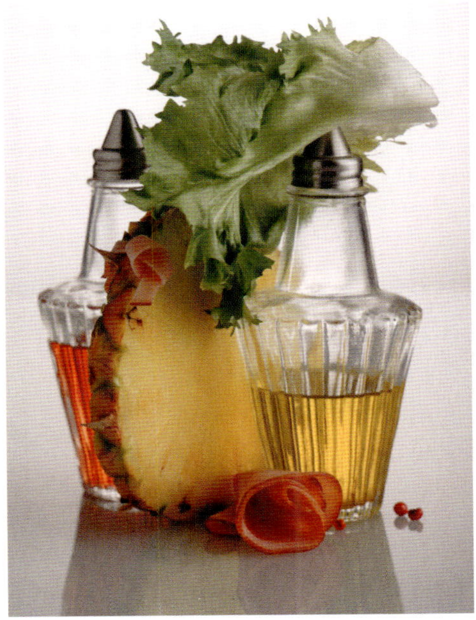

En été, la nature est en pleine activité ; nos organismes fonctionnent à plein rythme. L'organe de la saison chaude est le cœur, associé au symbole du feu. Pour le préserver, nous devons éviter l'alcool et une trop grande quantité de viande (surtout rouge). Parmi les plantes qui facilitent la circulation, nous choisirons l'hamamélis, le marronnier d'Inde et la vigne rouge.
Sur le plan alimentaire, en profitant pleinement de la récolte, nous privilégions les fruits frais et les légumes de saison assaisonnés avec des huiles végétales de très bonne qualité (olive, tournesol, sésame, noix, noisette…) et une grande quantité d'aromates. En revanche, évitons les cuissons, en particulier les fritures, et toutes les sauces. Les fruits peuvent être consommés aussi sous forme de jus fraîchement pressés ou centrifugés. Pour combattre la chaleur, nous devons augmenter la quantité de liquides absorbés pendant la journée. Pour profiter des bienfaits des éléments de la nature, nous pouvons nous exposer au soleil tôt le matin et tard dans l'après-midi, ainsi que pratiquer une activité sportive quotidiennement à l'air libre.

Parmi les aliments de l'été, nous avons un grand choix : le seigle, l'aubergine, la roquette, le concombre, la courgette, les salades vertes, les haricots verts, le poivron, la tomate, le cresson, l'ortie, les cèpes, les radis roses, l'oseille, le melon, les cerises, les framboises, les mûres, les abricots, les pêches, le riz, l'ail nouveau, le soja, le cassis, les noix fraîches, la pastèque, les figues, les prunes, le mérou, le maquereau, les sardes, l'espadon, les palourdes, les volailles.

L'ALIMENTATION

Un pilier de votre santé

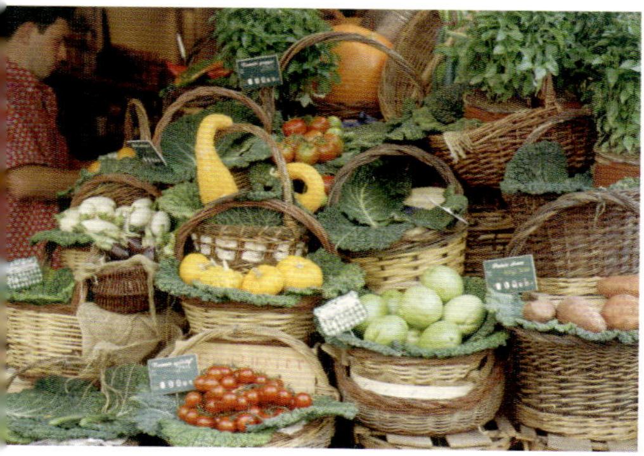

Aujourd'hui, dans le monde occidental, nous mangeons de tout, à notre faim, mais nous mangeons mal, à tel point que nous nous retrouvons carencés en certains nutriments. Nous subissons cet étrange paradoxe : nous sommes obligés d'aller chercher les nutriments dans les compléments alimentaires, même si nous avons tous les aliments qui les contiennent à notre disposition.

Où se cache le problème ? Pouvons-nous changer nos habitudes dans un souci de mieux-être ? Certainement, surtout si nous considérons que nous mangeons tous les jours, en général trois fois par jour, nous pouvons faire beaucoup pour le bien de notre organisme. Réfléchissons donc sur notre alimentation et choisissons les bons aliments.

Jamais contre nature

Nous avons toujours la possibilité de choisir, une fois que nous nous sommes informés. Faisons-le donc en connaissance de cause. Mangeons les aliments les plus frais possible et dans le doute, n'allons jamais contre nature. L'expérience nous a montré que cela peut avoir de graves conséquences, comme par exemple dans le cas de la vache folle. Dans un souci de précaution, évitons les aliments qui contiennent des OGM et peut-être bientôt les aliments clonés !

Notre préférence : les aliments naturels

Prenons l'habitude de faire nos courses au marché et choisissons les aliments de saison. Ils sont meilleurs et moins chers ! Suivre le rythme des saisons est très important, car les aliments de saison contiennent tous les éléments nutritionnels dont notre corps a besoin à une période précise de l'année. Pour gagner en énergie, nous avons donc tout intérêt à manger ce que la nature nous propose. Les fruits et les légumes produits dans une serre hors de saison n'auront pas les mêmes caractéristiques que ceux qui ont poussé dans un champ, sous le soleil, à la bonne période. Réservons plutôt les produits en conserve aux occasions particulières, comme quand nous sommes particulièrement pressés ou n'avons pas eu le temps de faire notre marché.

Les aliments biologiques

Dans le commerce, nous trouvons toutes sortes de produits biologiques : des fruits et des légumes, des viandes, des céréales, des légumineuses, des laitages, des huiles, des condiments… L'agriculture biologique obéit aux lois naturelles et refuse l'utilisation des engrais chimiques, des désherbants, des hormones et des manipulations génétiques. Quant aux animaux, ils sont élevés en plein air, nourris avec des aliments biologiques et adéquats à leur race (jamais de vache nourrie avec des farines animales !), soignés par l'homéopathie ou la phytothérapie (les antibiotiques sont admis si la vie de l'animal est en danger). L'utilisation des aliments biologiques (logos : AB, Ecorcert, Qualité France, Nature et Progrès, Demeter, Biofranc, Afaq Ascert International) est donc à privilégier, dans la mesure du possible.

Évitons les mauvais aliments

Tous les aliments que notre corps n'utilise pas doivent être éliminés. Pour cette raison, nous devons éviter d'acheter la nourriture qui contient une grande quantité de produits industriels, car notre organisme n'en a pas besoin ! La liste est longue : les pesticides, les engrais chimiques, les hormones, les colorants, les conservateurs chimiques et les aromatisants chimiques doivent être bannis de nos tables. Une trop grande consommation de ces produits peut causer de nombreux désordres d'ordre physique, mais aussi d'ordre mental et comportemental. Le phénomène a été étudié aux États-Unis, où on parle de « junk food disease », c'est-à-dire de « troubles provoqués par une “alimentation poubelle” ».

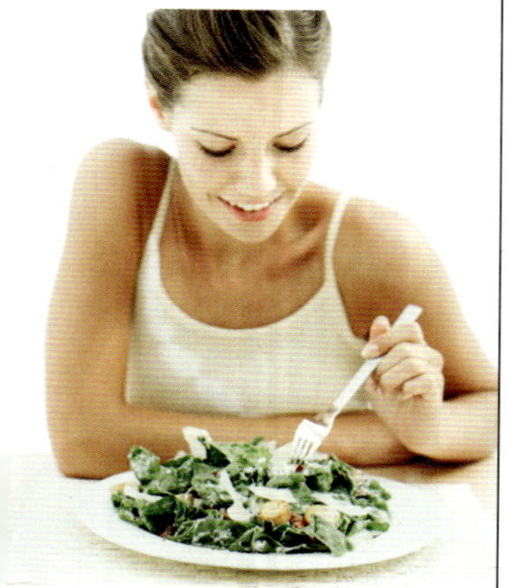

Comment organiser ses repas ?

Notre corps étant unique, il est important de bien connaître les règles de base d'une alimentation saine, mais il est également nécessaire d'expérimenter si ce que nous avons appris est valable pour nous. Comprenons, expérimentons et abandonnons les mauvaises habitudes pour adopter l'alimentation qui nous convient. Voici les règles générales auxquelles il faut penser quand nous réalisons nos repas.

Mangeons moins

Il a été désormais prouvé que limiter la quantité des rations alimentaires permet d'augmenter la durée de notre vie. Manger moins signifie :

- éviter d'avoir un travail digestif trop important qui demande une grosse quantité d'énergie pour la digestion ;
- augmenter les temps d'élimination ;
- réduire les probabilités de produire des fermentations au niveau gastrique et intestinal (source importante de toxines).

N'oublions pas les aliments crus

À chaque repas, il est important de consommer une partie d'aliments crus, car la cuisson détruit une partie des éléments nutritifs (une partie de vitamines et de sels minéraux). De plus, en cuisant, tous les aliments perdent la vie qu'ils contiennent. La vie n'est pas un élément facile à détecter ou à mesurer à l'aide des instruments de laboratoire, mais sa présence est tout de même évidente. Nous pouvons facilement en faire la preuve : une graine cuite ne donnera jamais naissance à une plante, contrairement à une graine crue enterrée, convenablement arrosée et ensoleillée !

Des aliments les moins raffinés possible

Le processus de raffinage fait perdre une grande partie des éléments nutritifs aux aliments, en particulier les fibres et certaines vitamines. Pourquoi faut-il enlever des nutriments, en créant ainsi des carences, pour ensuite prendre des compléments alimentaires ? Il nous paraît bien plus raisonnable de consommer les aliments complets pour en tirer le maximum de bienfaits ! Au moment des courses, choisissons plutôt du riz complet, des pâtes complètes, du sucre de canne non raffiné, du sel marin non raffiné, des huiles obtenues par première pression à froid. Ceux d'entre nous qui ont un intestin fragile et ne tolèrent pas les aliments complets peuvent opter pour des produits semi-complets.

Se faire plaisir à table

C'est un des points les plus importants dans notre conduite alimentaire. Sans ce dernier, aucun des autres points ne peut avoir sa juste valeur ! En effet, manger est un acte indispensable à la vie, mais il doit rester un moment de plaisir. Ne passons jamais à table si nous sommes énervés, en colère, trop stressés, préoccupés, angoissés, tristes, nerveux ou avec des idées noires ou des émotions trop fortes. Attendons plutôt quelques minutes et pratiquons la relaxation pour nous libérer des pensées qui nous perturbent.
Mangeons les aliments que nous aimons, seuls ou en compagnie de personnes avec lesquelles nous nous sentons bien. À l'extérieur, choisissons un lieu agréable ; à la maison, dressons une belle table et veillons à mettre de la couleur dans chaque assiette. Bref, mettons-nous à table chaque jour avec un esprit joyeux, comme si c'était toujours une fête.

L'importance de notre attitude

Une mauvaise attitude psychologique peut bloquer la digestion ou la rendre difficile. Nous avons tous fait l'expérience de manger avec un ami qui nous raconte ses malheurs. Nous ne pouvons pas digérer correctement, car tout nous « reste sur l'estomac ». En revanche, un repas copieux et bien arrosé, pris avec des amis sympathiques ou en compagnie de notre amoureux/amoureuse, sera bien digéré, car quand la bonne humeur est présente, « tout passe ».

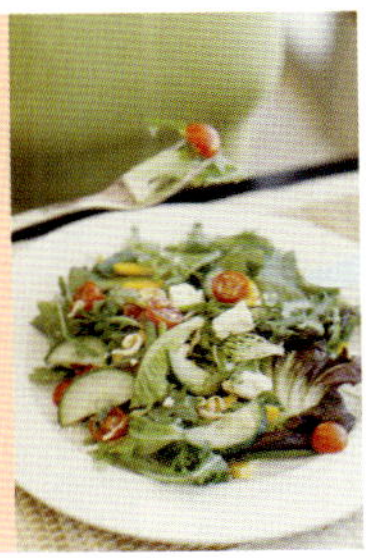

La digestion

Processus complexe, la digestion a pour but de transformer les aliments introduits dans notre organisme en substances facilement assimilables par nos cellules. Pendant la réalisation de ce phénomène, plusieurs organes interviennent, chacun menant une action spécifique. Les parties alimentaires décomposées sont assimilées, vers la fin du processus digestif, tandis que celles non utilisées sont évacuées. Il est intéressant de savoir que chaque catégorie d'aliments est digérée selon des modalités et à l'aide d'organes spécifiques.

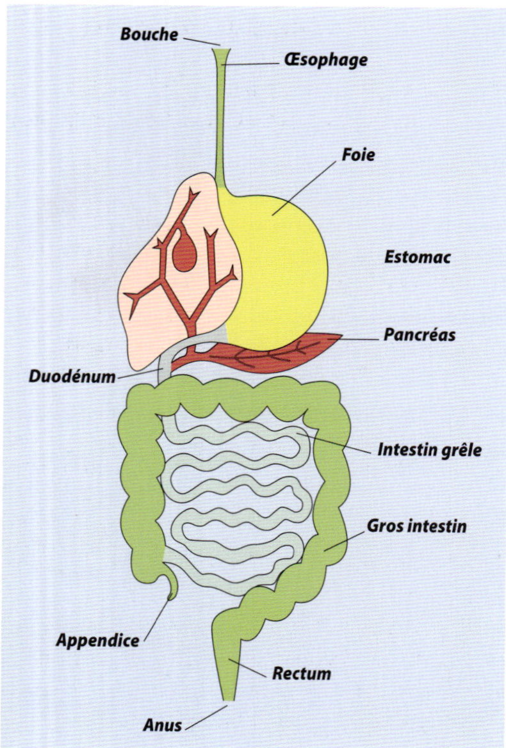

La digestion commence dans la bouche

La mastication est le premier geste volontaire faisant partie du processus digestif. Ce sont les dents qui ont le but de casser les aliments pour permettre aux enzymes de continuer la digestion au niveau chimique. Une bonne mastication est donc nécessaire afin de faciliter une digestion correcte.

C'est dans la bouche que le processus digestif des glucides (riz, pain, pommes de terre...) commence, grâce à l'action de la salive (dans laquelle se trouve une diastase, la ptyaline) qui crée un milieu alcalin.

Un milieu acide

Le travail digestif se poursuit dans l'estomac, dans un milieu acide, grâce à la sécrétion de sucs gastriques. C'est ici que les protéines commencent à être transformées en acides aminés. En cas d'absence de protéines, le bol alimentaire n'a pas besoin de s'arrêter dans l'estomac et poursuit sa course avant d'arriver dans le duodénum, la partie initiale de l'intestin grêle.

Après l'estomac

Dans le début de l'intestin grêle, ou duodénum, le bol alimentaire reçoit plusieurs sécrétions importantes provenant du pancréas et du foie. Ce dernier produit les sels biliaires (stockés dans la vésicule biliaire) qui vont émulsionner les graisses pour qu'elles soient digérées.
Le pancréas fournit une certaine quantité d'enzymes, comme les protéases, utiles pour poursuivre la digestion des protéines, les amylases pour les glucides et les lipases pour les graisses.

La fin de la digestion

La digestion prend fin dans l'intestin grêle, quand les particules sont suffisamment réduites pour être assimilées. Elles passent alors dans le sang à travers les parois de l'intestin pour être transportées d'abord vers le foie et après vers toutes les cellules du corps. À ce stade, il y a encore une action des bactéries intestinales (mieux connus sous l'appellation de « flore intestinale ») qui donne lieu à un processus de fermentation.
Les éléments restants, qui ne sont plus assimilables (c'est-à-dire les déchets), continuent leur course dans le gros intestin et sont éliminés quotidiennement par le rectum, sous forme de selles.

Le mélange de différentes catégories d'aliments, des quantités trop importantes ou de la nourriture non adéquate provoquent des digestions longues et lourdes. En effet, quand cela se vérifie, tous les organes de la digestion doivent travailler et certains aliments doivent attendre longtemps dans un milieu qui ne leur est pas favorable (par exemple les glucides dans le milieu acide de l'estomac), ce qui provoque des phénomènes de fermentation ou de putréfaction. Dans ces conditions, l'assimilation de tous ces aliments mélangés ne peut pas s'effectuer correctement.

Les mauvaises associations

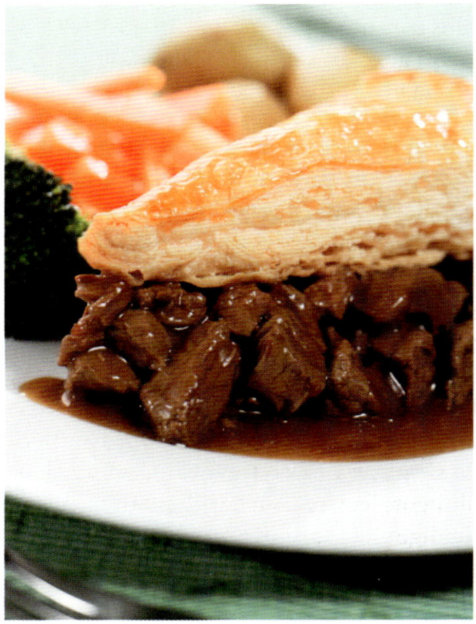

De nos jours, à cause des repas copieux, les digestions sont très longues et les aliments pris de manière trop rapprochée dans le temps. Notre organisme se retrouve donc dans un processus digestif continu, sans jamais pouvoir faire reposer ses organes digestifs. À la longue, la formule « entrée, plat, fromage et dessert » résulte être incompatible avec notre bien-être.
La prise d'une quantité d'aliments trop importante par repas est sûrement mise en cause, mais leurs associations aussi. Nous avons vu que chaque aliment se digère avec des modalités bien spécifiques. Associer trop d'aliments appartenant à des catégories différentes signifie alourdir la digestion et en prolonger le temps.
Les protéines se digèrent dans un milieu acide, tandis que les glucides dans un milieu alcalin. Les fruits, quant à eux, demandent un temps de digestion très rapide, s'ils sont consommés seuls.

Un exemple, pour comprendre

Suivons le parcours typique des aliments composant un repas complet : une entrée à base de glucides (du riz ou des pâtes), un plat avec une protéine (une viande ou un poisson) et un fruit (ou un dessert).
L'entrée (le riz par exemple) subit une première digestion dans la bouche (grâce à l'action de la ptyaline) et poursuit son voyage dans l'estomac. Le plat suit. Les protéines (la viande par exemple) descendent dans l'estomac. De nouvelles enzymes, comme l'acide chlorhydrique, s'activent pour en commencer la digestion. Leur pré-

sence fait changer la nature du milieu, qui devient acide. C'est à ce moment que la digestion des glucides ne peut plus continuer (ils ont besoin d'un milieu alcalin) ; elle devra attendre la fin du processus lié aux protéines qui ont la priorité dans l'estomac.
Si nous poursuivons avec un fruit en fin de repas, les difficultés digestives vont augmenter. En effet, les sucres rapides du fruit (ou ceux contenus dans un dessert) ne demandent pas un processus digestif dans l'estomac. Consommés seuls, ils pourraient passer directement dans l'intestin, car leur digestion est très rapide. Or, dans notre exemple, ils doivent attendre la fin de la digestion des protéines.
Si le repas se termine par un dessert, composé non seulement de sucre, mais aussi de farine, lait, œuf, etc., la digestion s'alourdit encore considérablement.
La situation qui s'est créée est facile à comprendre : les aliments fermentent dans l'attente imposée et les temps de digestion sont très longs. Une seule catégorie d'aliments n'interfère pas avec le processus digestif des autres aliments : les légumes. Ils peuvent donc être consommés à tous les repas et avec n'importe quel autre produit.

Les signes d'une mauvaise digestion

A la longue, les mauvaises habitudes alimentaires fatiguent notre système digestif et l'affaiblissent. Petit à petit, des signes de mauvaise digestion apparaissent : des digestions lentes et difficiles, du sommeil après les repas, des nuits agitées, des brûlures d'estomac, des diarrhées, de la constipation, la bouche amère le matin au réveil, une mauvaise haleine, la langue blanche et épaisse... Mieux vaut prendre tous ces signes en considération et effectuer les changements nécessaires, car il est toujours possible d'y remédier.
De plus, il faut laisser du temps à notre organisme pour éliminer les déchets : cette phase ne peut commencer qu'une fois l'assimilation des aliments terminée !

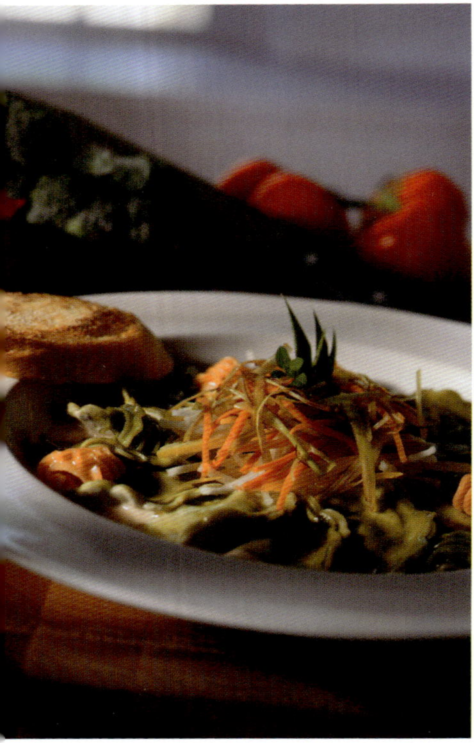

Les bonnes associations

Hippocrate, le père de la médecine moderne, disait déjà qu'il ne fallait pas mélanger des aliments qui se faisaient la guerre à l'intérieur de notre corps !

Un grand nombre de naturopathes suggèrent d'adopter une alimentation se basant sur la dissociation proposée par l'Américain Shelton, qui a rendu célèbre le régime dissocié mis au point par le docteur Hay. C'est ce dernier qui avait compris que les amidons et les protéines étaient incompatibles, une fois entamé le processus digestif. Sa théorie prévoit donc de prendre deux repas par jour, selon les règles suivantes :

- un repas composé de légumes crus et/ou cuits avec des protéines (de la viande, du poisson, des œufs, des fromages…) ;
- un repas composé de légumes crus et/ou cuits avec des glucides (du riz, des pâtes, du pain, de l'orge, du millet, des pommes de terre, de l'avoine…).

Les fruits doivent toujours être pris en dehors des repas pour ne pas fermenter pendant la digestion des autres aliments. Ces règles permettent d'avoir une digestion plus légère, de réduire les fermentations et les putréfactions et par conséquent la production du nombre de toxines. Cependant, ce régime, appliqué à la lettre, a ses limites et ne peut pas être suivi pour des périodes trop longues, dépassant la période d'une cure. En effet, l'assimilation devient à la longue insuffisante (digestions trop rapides) et il peut aussi générer une perte de sels minéraux.

Une position plus modérée

En se basant sur les principes fondamentaux de la théorie de la dissociation, nous pouvons cependant envisager une position plus permissive et plus facilement applicable au quotidien. Pour le comprendre, il faut d'abord faire une différence entre :

- les protéines dites « fortes » : les viandes (rouges en particulier), les poissons, les volailles, les crustacés, les œufs et les fromages cuits ;
- les protéines dites « faibles » : le soja, le tofu, les yaourts, les fromages blancs, les fromages frais de chèvre et de brebis, les petits pois, toutes les légumineuses, les champignons, les algues, le seitan, les amandes, les noisettes, les noix…

et entre :

- les glucides (ou amidons) dits « forts » : le riz, le blé, les pâtes, l'orge, le millet, l'avoine, l'épeautre, le pain blanc ou complet, le sarrasin… ;
- les glucides dits « faibles » : les pommes de terre, les châtaignes, les biscottes complètes ou non, les flocons de céréales (maïs, blé, épeautre, riz…), le boulgour, les potirons, les patates douces…

Dans le régime dissocié, nous pouvons donc faire des associations moins « lourdes » pour notre système digestif, en associant une protéine « forte » avec un amidon « faible » ou bien un amidon « fort » avec une protéine « faible ».
Nous ne mélangeons donc pas un poisson avec des pâtes ou du riz, mais plutôt avec des pommes de terre à l'eau.
Nous ne mangeons pas des pâtes avec la viande hachée, mais plutôt avec des lentilles ou des champignons.
Les légumes cuits et crus accompagnent toujours tous les plats car leur digestion est compatible avec tous les autres aliments.

Les proportions dans l'assiette

Une astuce : veillons aux quantités de chaque aliment dans l'assiette. Il ne faut jamais prendre des protéines et des amidons en quantités égales, pendant le même repas ! Si nous prenons une grande quantité de viande, par exemple, prenons une petite portion d'amidon. En revanche, si nous optons pour une quantité importante d'amidon, prenons une petite quantité de protéines à côté. Nous pourrons alors mettre un peu de fromage (par exemple, fromage de chèvre frais) sur notre assiette de riz ou de pâtes.

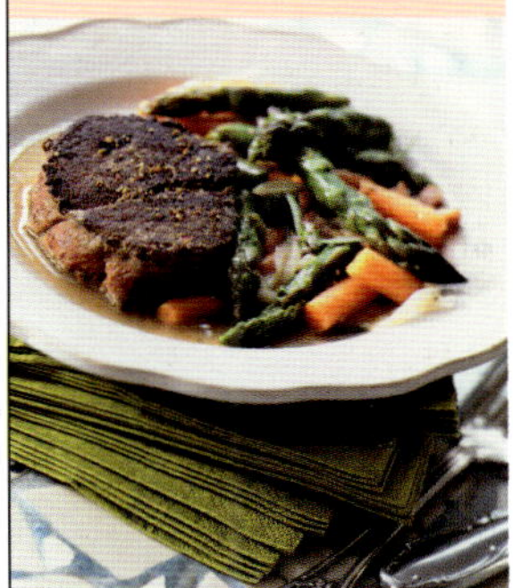

L'alimentation en pratique

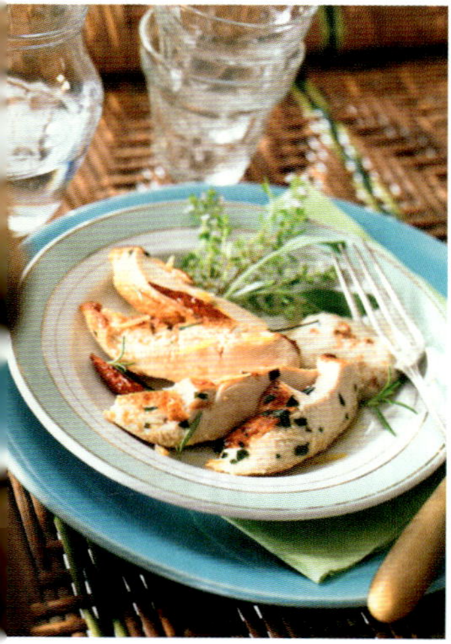

Après avoir expliqué les principes fondamentaux régissant une bonne alimentation, voici un rappel des conseils pour pouvoir les mettre en pratique facilement.

- Mangeons le plus simplement possible.
- N'achetons que des produits de saison, surtout en ce qui concerne les fruits et les légumes.
- Préférons les aliments issus d'agriculture et d'élevage biologiques.
- Évitons les grignotages entre les repas (ils nous maintiennent dans un état de digestion permanente).
- Au cours du même repas, évitons les associations « fortes » entre protéines et glucides.
- Mangeons de préférence les fruits loin des repas (leur digestion étant rapide, ils fermentent dans l'attente des digestions qui nécessitent des temps plus longs).
- Commençons les repas avec des crudités, elles préparent le milieu digestif et contiennent beaucoup de vitamines et sels minéraux.
- Accompagnons chaque repas de légumes cuits et/ou crus.
- Utilisons toujours de l'huile végétale extra-vierge de première pression à froid.
- Préférons les aliments complets à ceux qui sont raffinés (par exemple, le riz complet, la farine complète, le sucre de canne non raffiné, le sel marin…).
- Limitons la consommation de sucreries, les bonbons et les pâtisseries, en particulier à la fin des repas.
- Évitons la consommation des boissons gazeuses et sucrées.
- Évitons la consommation des plats en sauce, des fritures, des aliments trop gras et trop salés.
- Réservons les produits en conserve pour les moments d'exception, préférons des produits frais.
- Limitons la consommation de produits trop excitants, tel que le café, le thé ou le chocolat.

- Évitons de consommer trop de produits industriels et de plats déjà préparés.
- Mangeons les aliments que nous aimons et retrouvons les goûts simples.
- Dans l'alimentation de tous les jours, soyons frugaux : il suffit de manger ce dont nous avons besoin, pas plus.
- Varions souvent notre alimentation : changeons souvent de céréales, d'huiles, de vinaigres, de fruits, de légumes, de poissons…
- Ne nous mettons jamais à table si nous sommes en colère, anxieux, tristes, stressés… Relaxons-nous d'abord, si nous voulons digérer correctement.
- Évitons de manger devant la télévision ou en écoutant la radio (surtout quand on annonce de mauvaises nouvelles !).
- Adoptons de préférence le principe zen : « quand on mange, on mange », c'est-à-dire que quand nous mangeons, nous ne devons pas être distraits par d'autres occupations.
- Prenons nos repas dans le calme, avec les personnes que nous aimons.
- N'oublions pas que manger reste un moment de plaisir et de détente.
- Marchons toujours un peu après chaque repas. Les Chinois disent que faire 100 pas après les repas, nous permet de vivre jusqu'à 100 ans !

Les gestes simples et très utiles

Voici des gestes simples et utiles que chacun d'entre nous peut effectuer sans trop de difficultés pour améliorer son alimentation. Remplaçons quotidiennement :

- le pain blanc par le pain complet et biologique ;
- la farine blanche par la farine complète ou semi-complète ;
- le sucre blanc par le sucre de canne complet ;
- le sel raffiné par du sel marin complet non raffiné ;
- les céréales raffinées par des céréales complètes ;
- les bonbons par des fruits secs ;
- les jus de fruits industriels ou les boissons gazeuses et sucrées par des jus de fruits frais, si possible faits à la centrifugeuse juste avant la consommation (certaines vitamines disparaissent rapidement au contact de l'air et de la lumière) ;
- les conserves de légumes ou de fruits par des légumes et des fruits frais et non traités ;
- le café par des succédanés d'origine biologique.

L'important, c'est d'éliminer

Notre corps est constitué à 70 % environ de liquides, ou « humeurs » comme les anciens avaient coutume de les appeler. Le sang, la lymphe, le sérum intra et extra cellulaires véhiculent tous les nutriments, l'oxygène, les informations hormonales, etc. vers toutes les cellules de notre organisme. C'est par la même voie que les déchets sont éliminés, car ils pourraient encrasser l'organisme et gêner le fonctionnement des organes.

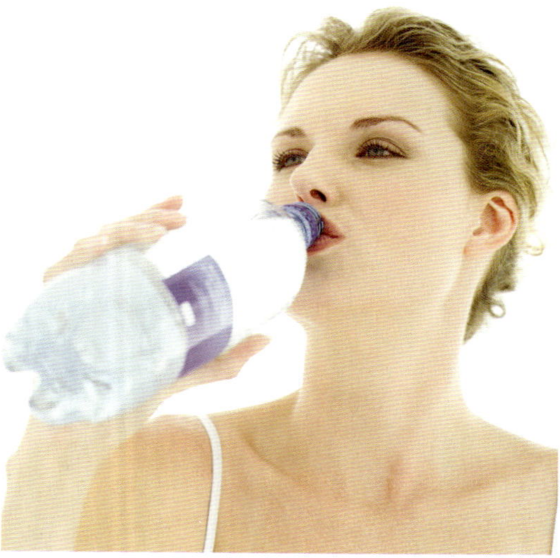

Le drainage

Toutes les médecines traditionnelles ont toujours accordé une grande importance à la propreté de tous ces liquides. C'est à cause d'une hygiène de vie erronée ou peu conforme à nos besoins, qu'avec le temps, les surcharges sont presque inévitables ; le drainage devient alors nécessaire.

Il s'effectue à travers les émonctoires principaux que nous pouvons considérer comme des « organes filtres » ou des « sorties ». Capables de nettoyer notre corps, on en compte quatre : l'intestin, le foie et la vésicule biliaire, les reins, les poumons et la peau. Le drainage consiste à solliciter le travail de filtration du sang et donc d'élimination des toxines.

Quotidiennement, notre organisme doit éliminer deux types de déchets, appelés par les naturopathes les cristaux et les colles.

Les « cristaux » : des déchets solubles, mais qui sont durs (comme des cristaux). Excès de protéines, ils sont le résultat de différentes transformations digestives de certains aliments, comme par exemple la viande, les produits laitiers, les légumineuses ou l'accumulation d'une trop grande quantité de glucides raffinés ou d'aliments acides.

Éliminés surtout par les reins à travers l'urine et par les glandes sudoripares à travers la sueur, ils peuvent provoquer des problèmes au niveau physique, tels que les eczémas secs, les rhumatismes, les calculs, etc.
Les « colles » : des déchets non solubles, visqueux qui sont éliminés en particulier par le foie, l'intestin et la peau, à travers les selles, la bile et le sébum des glandes sébacées. En cas de fonctionnement insuffisant des émonctoires principaux, les colles seront éliminées par les poumons et l'utérus (chez la femme). Un stockage trop important des colles dans notre organisme peut provoquer des problèmes, tels que les rhumes, les eczémas coulants, les bronchites ou les pertes blanches chez les femmes. Ces déchets se forment à cause d'une alimentation trop riche en hydrates de carbones, par exemple trop de pain, de pâtes, de riz… et en graisses.

Les déchets

Provenant presque exclusivement de l'extérieur de notre organisme, les déchets empruntent différentes voies d'entrée.
Avant tout, l'alimentation : mal adaptée à nos exigences, quantitativement trop riche, la mauvaise qualité des aliments, les mauvaises associations, les fermentations et les putréfactions au niveau intestinal, trop d'excitants, l'alcool, les produits industriels avec trop d'additifs alimentaires, les sucreries, trop de graisses et de sel, les résidus des pesticides et des engrais chimiques…
Ensuite, ils peuvent rentrer à travers les poumons et la peau : le tabac, l'air pollué, les différents gaz, les lieux très fréquentés et peu aérés (par exemple le métro), un mauvais nettoyage de la peau, les produits pour le corps et les maquillages chimiques.
Les déchets produits à l'intérieur de notre organisme sont le produit du travail des organes : cellules mortes, globules rouges usés, minéraux usés, etc.

Le drainage des émonctoires

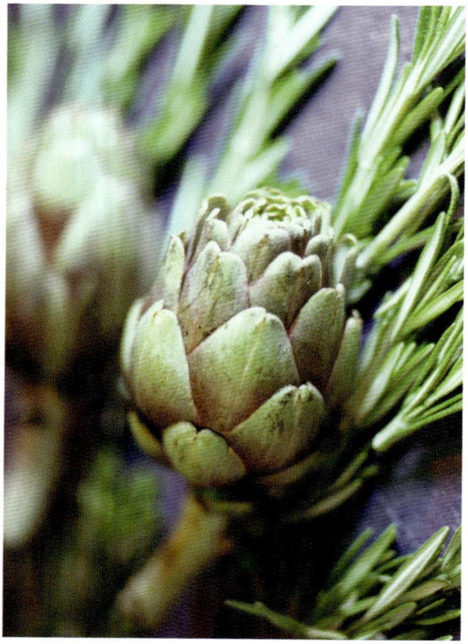

D'importance fondamentale, le nettoyage de notre terrain reste une des règles de base de l'hygiène de vie, chère aux naturopathes. Indispensable en cas de problème physique, la cure de désintoxication est conseillée régulièrement à tous les changements de saison, en particulier au printemps et à l'automne.

N'oublions pas que cette pratique se faisait régulièrement dans nos campagnes et qu'elle est encore d'actualité dans d'autres types de cultures.
Dans la pratique, utilisons des plantes ou des aliments pour ouvrir nos émonctoires et adoptons un régime spécifique. Nous pouvons aussi avoir recours à des massages, à la stimulation des zones réflexes, aux lavements intestinaux et à bien d'autres techniques.

Le foie et les intestins

Le foie est un organe très important, dont le rôle est, entre autres, de filtrer le sang, de neutraliser les toxines que le sang lui apporte continuellement et de les éliminer. Les intestins (intestin grêle et gros intestin) ont une fonction fondamentale dans l'élimination, car ils collectent tous les déchets provenant du travail des autres organes (le foie, le pancréas, la vésicule biliaire). À la fin du processus digestif, les déchets sont évacués à travers le côlon (la dernière partie du gros intestin) sous forme de selles. Si ce travail d'élimination ne se produit pas, les substances restant dans les intestins peuvent fermenter ou putréfier, ce qui contribue énormément à l'encrassement du terrain. Il est donc important d'aller à la selle régulièrement, au moins une fois par jour.

Pour soulager le foie et les intestins, il faut impérativement supprimer ou diminuer les aliments qui provoquent la production des colles, à savoir les corps gras et les excès de glucides.
En général, les « ennemis » des intestins sont tous les aliments raffinés, le manque de fibres (difficulté de transit), le sucre blanc qui favorise les fermentations, trop de viandes et de graisses animales, les boissons gazeuses et sucrées, l'insuffisance d'eau, l'excès d'aliments acidifiants et l'abus d'alcool.
Quand l'intestin ne fonctionne pas correctement, il devient un véritable lieu de stockage de toxines : l'écosystème des bactéries présentes, que l'on appelle « la flore intestinale », perd son équilibre. Les toxines traversent la barrière intestinale à travers les liquides circulants, pour aller surcharger les émonctoires et encrasser le terrain. Un bon fonctionnement intestinal est donc nécessaire ; en cas de besoin, il ne faut pas hésiter à mettre en place un drainage.

L'aide des plantes

Pour les solliciter ou « ouvrir » les émonctoires, on peut avoir recours à la phytothérapie, à travers certaines plantes qui vont agir sur le foie et la vésicule biliaire, et d'autres qui auront une action sur les intestins.
Parmi les principales plantes qui ont une action hépatobiliaire (sur le foie et la vésicule biliaire), on trouve : le radis noir, le chardon Marie, le romarin, l'artichaut (les feuilles), le boldo, le cresson, la chicorée sauvage, la fumeterre, le pissenlit.
Pour solliciter le travail et maintenir le bien-être des intestins, nous avons plusieurs plantes à disposition : la mauve, la guimauve, le romarin, le thym, la sauge, l'anis, le fenouil, le cumin, la rhubarbe, la bourdaine, le pruneau, le séné, la rose pâle, la cascara, les graines de lin, le psyllium.

Les reins

Les reins filtrent le sang et éliminent les déchets (les cristaux) à travers l'urine, après les avoir dilués dans du liquide. Les urines sont normalement de couleur jaune clair (citron), elles deviennent beaucoup plus foncées et plus abondantes lorsque nous éliminons une quantité plus importante de déchets, en sollicitant le fonctionnement des reins.

Parmi les principaux aliments et plantes ayant une action sur les reins, nous trouvons : la verge d'or, la reine-des-prés, le chiendent, l'aubier de tilleul, le pissenlit, la bruyère, la piloselle, la prêle, l'oignon, le poireau, les pédoncules des cerises et les choux.

Les reins peuvent aussi être sollicités par d'autres moyens, comme boire de l'eau, stimuler des zones réflexes et/ou utiliser des huiles essentielles.

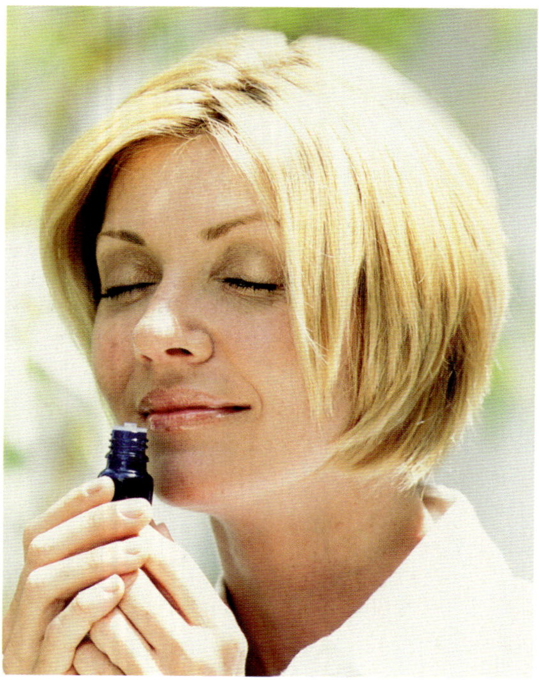

Les voies respiratoires

Le rôle principal des voies respiratoires est celui avant tout d'éliminer les déchets sous forme de gaz. Toutefois, elles peuvent aussi rejeter des déchets solides, comme par exemple des glaires ou de la poussière.

En ce qui concerne les voies respiratoires, les principales plantes et aliments utiles sont : le thym, le serpolet, le pin sylvestre, la pulmonaire, l'eucalyptus, le navet, le lierre terrestre, le plantain, le marrube blanc, le tussilage, le bouillon-blanc, l'hysope, le bleuet, l'oignon, l'origan.

Les voies respiratoires peuvent être aidées aussi par l'utilisation des huiles essentielles, par les inhalations et leur stimulation par voie réflexe.

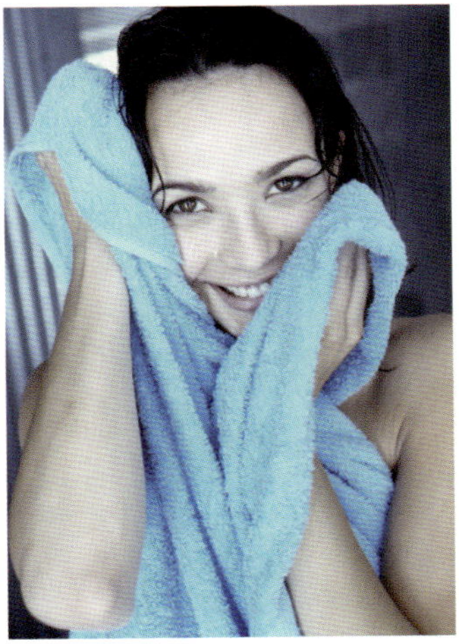

La peau

La peau est un organe à part entière, qui constitue une double porte d'élimination, très importante. Même si l'élimination se fait de manière discrète, la peau rejette des déchets sous forme de cristaux, à travers la sueur, grâce aux glandes sudoripares, et sous forme de colles, à travers le sébum secrété par les glandes sébacées.

Nous devons donc veiller à ce que notre peau puisse transpirer correctement. Dans le cas contraire, les déchets qui trouveraient une voie de sortie dans la transpiration restent dans l'organisme et contribuent à en augmenter l'encrassement.

Les plantes susceptibles d'ouvrir cet émonctoire sont la bardane, la pensée sauvage, la bourrache, l'ortie, la camomille.

La peau est aussi stimulée à travers les saunas, les massages, les frictions, les exercices physiques et l'exposition au soleil.

L'efficacité d'un drainage

Quand on met en route une élimination accrue des déchets, on en constate les résultats. L'efficacité de la cure se manifeste différemment selon les organes sollicités. Quand on draine le foie et les intestins, les matières fécales sont plus abondantes et l'élimination est plus régulière. Les reins vont produire une quantité plus importante d'urine et sa couleur sera plus foncée, à cause de la présence supérieure des déchets. Les voies respiratoires éliminent, si nécessaire, les colles en excès et la transpiration augmente à travers les glandes sudoripares de la peau.

Dans un souci d'efficacité

Pour que le drainage soit véritablement adapté, il faut toujours savoir quels types de déchets il faut surtout drainer (les colles ou les cristaux), quelle est la force vitale de la personne qui le commence. Il faudra aussi déterminer si elle a des faiblesses particulières dans un de ses organes qu'on veut solliciter (par exemple, les reins ou le foie). Dans tous les cas de figure, un changement du régime alimentaire doit être envisagé.

L'utilisation des plantes

La naturopathie fait appel aux vertus des plantes médicinales, pour lesquelles des études modernes ont démontré qu'elles possèdent une véritable action thérapeutique. Cependant, elle les utilise toujours dans le cadre d'une cure ! En effet, on considère que leur action est encore plus efficace quand on nettoie le terrain.

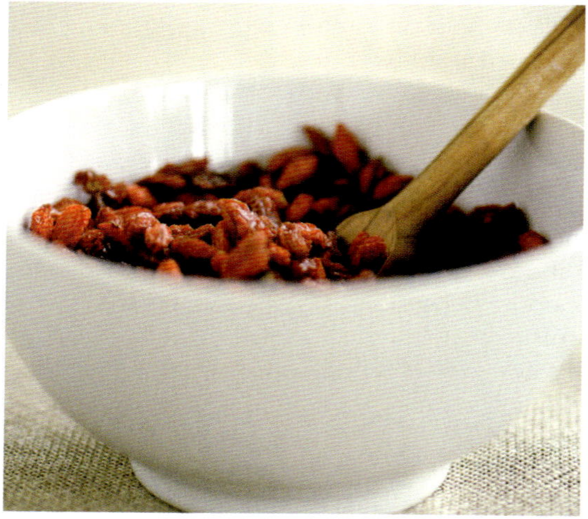

La nature est généreuse, car elle nous propose un arsenal de bienfaits étonnants et efficaces. Même si les plantes ont en général une action bénéfique, il vaut toujours mieux faire appel à un expert, car l'automédication peut se révéler dangereuse, dans certains cas et chez certains sujets, présentant, par exemple, des allergies à certains principes actifs.

Disponibles tout le long de l'année, les plantes peuvent être consommées sous plusieurs formes différentes.

Les infusions et les décoctions

Les infusions et les décoctions, que l'on appelle plus communément les tisanes, font partie de l'arsenal classique de la phytothérapie.

L'infusion se prépare en versant de l'eau chaude, préalablement bouillie, sur les parties des plantes choisies, comme nous le faisons pour le thé. Pour préparer une infusion, nous utilisons en général des fleurs et des feuilles qui libèrent leurs propriétés dans l'eau chaude, après une dizaine de minutes de repos.

Les plantes plus dures ou ligneuses demandent en revanche une décoction. Cela consiste à mettre les plantes dans de l'eau froide et porter à ébullition pendant 5 à 10 minutes, sui-

vant les plantes. En général, il faut mettre 3 à 4 cuillères à soupe de plantes par litre d'eau.
Dans les deux cas, infusion ou décoction, il faut filtrer le liquide avant de le boire.

Les gélules

D'invention plus récente par rapport aux tisanes, les gélules nous offrent un usage bien pratique. Avant d'être encapsulée dans une enveloppe de gélatine, la plante est d'abord séchée puis broyée pour être réduite en poudre. Les poudres renferment en général tous les principes actifs de la plante (on parle de « totum végétal »). Une fois avalée et arrivée dans notre estomac, la plante se réhydrate et libère ses principes actifs.

Les teintures

Il s'agit de préparations liquides et alcooliques. C'est grâce à l'alcool éthylique qu'on arrive à extraire des plantes sèches (par macération) une teinture simple ou une teinture composée, s'il y a un mélange de plantes.

Les huiles essentielles

L'utilisation des huiles essentielles, l'aromathérapie, nécessite toujours beaucoup de précaution. Obtenue souvent par distillation d'une partie de la plante, l'huile essentielle est un produit très concentré et possède un grand nombre de propriétés. Par exemple, les huiles essentielles ont des vertus bactéricides, antiseptiques, stimulantes, tonifiantes et bien d'autres.
Utilisées surtout par voie externe à travers la peau ou les voies olfactives, les huiles essentielles ne peuvent être utilisées par voie interne que sous strict contrôle d'un expert.

Les plantes biologiques

Le logo « AB », pour « agriculture biologique », permet de faire un choix plus sûr sur les plantes utilisées dans une cure. L'agriculture biologique fournit des garanties concernant la non-utilisation des pesticides, des engrais chimiques et elle garantit des méthodes de conservation naturelle.
Parmi les organismes et les associations certifiant le biologique, on trouve : Ecocert, Nature et Progrès, Qualité France, Agrocert.

AB
AGRICULTURE BIOLOGIQUE

Prenons soin de notre intestin : un carrefour important

Notre mode de vie conditionne le fonctionnement de nos organes, mais le premier à en subir les conséquences et à en être perturbé est sûrement notre intestin. Indispensable pour notre bien-être, son fonctionnement mérite toute notre attention. Une mauvaise hygiène intestinale (conséquence d'un mode de vie inadéquat) peut, en effet, être responsable d'intoxications de l'organisme.

Autrefois, les gens ont toujours accordé une grande importance au bon fonctionnement de leur intestin. Ils se préoccupaient de prévenir la constipation en suivant des cures, en pratiquant des lavements ou des clystères, car ils savaient que les matières fécales qui stagnaient dans le gros intestin étaient porteuses de problèmes physiques ou comportementaux.

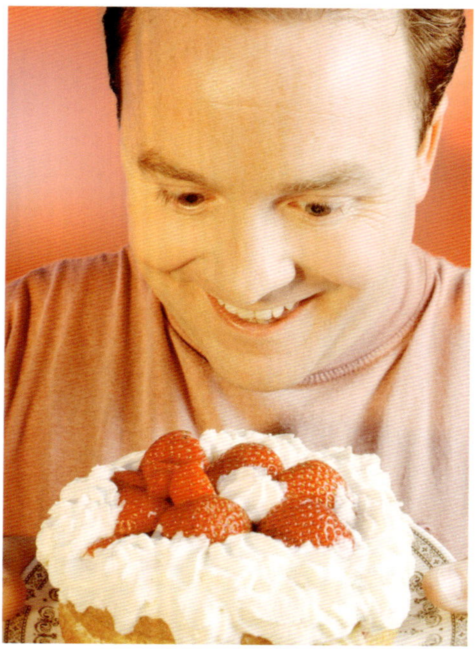

Pourquoi faut-il prendre soin de notre intestin ?

Nous devons savoir que la paroi de notre intestin est très fine (constituée d'une seule couche de cellules) et qu'elle est perméable. On peut la voir comme un filtre entre ce qui existe à l'intérieur de l'intestin et son extérieur (le sang et les cellules de notre corps). Les capillaires sanguins arrivent jusqu'à cette barrière pour absorber les derniers nutriments dérivant du processus digestif et pour les transporter jusqu'aux cellules.

Quand nos matières fécales stagnent pendant longtemps (en cas de constipation), la flore bactérienne est déséquilibrée, permettant ainsi aux toxines et aux déchets de passer eux aussi dans le sang, en même temps que les nutriments. À la longue, ce phénomène provoque un encrassement du terrain, ce qui donnera suite aux maladies.
Le problème de la constipation est aujourd'hui banalisé. Environ 80 % de la population moderne en souffre et par conséquence, nous considérons le phénomène comme « normal ». Or, il peut être commun, mais surtout pas normal ! En effet, idéalement, on devrait « normalement » aller à la selle chaque fois que nous consommons un repas : trois repas par jour devraient provoquer trois selles par jour (ce qui correspond au fonctionnement physiologique des nouveau-nés !). De nos jours, nous nous estimons heureux quand nous allons à la selle une fois tous les jours, car pour la plupart d'entre nous c'est encore moins. Le problème est sous-estimé quand nous pensons qu'une constipation chronique est un véritable moyen pour s'auto-intoxiquer. Imaginons toute cette matière fécale qui stagne, à se putréfier dans notre côlon pendant des jours, et qui laisse passer dans le sang (et allant ensuite vers les organes) une quantité incalculable de poisons !

Les causes

Notre vie moderne est un concentré de causes néfastes pour le bon fonctionnement de notre intestin. Avant tout, l'alimentation, avec un excès de graisses saturées, de produits industriels, de viandes, une déficience en fibres (aliments raffinés, pas assez de légumes et de fruits), des mauvaises associations (qui produisent des gaz), une alimentation déséquilibrée et puis la vie sédentaire, le stress, les soucis, trop de dépenses énergétiques au niveau intellectuel, trop de médicaments qui détruisent la flore intestinale, les décalages horaires, les voyages...

En bonne santé ou malade, nous ne devons jamais perdre de vue notre hygiène intestinale qui est indissociable de notre hygiène de vie. N'oublions pas que les trois étapes fondamentales que nous devons prendre en considération pour être en bonne santé sont la nutrition (en qualité et en quantité), l'assimilation et l'élimination.
Un bon fonctionnement de l'intestin permet l'élimination des déchets, une bonne assimilation, le maintien de la flore intestinale et améliore l'état de nos défenses immunitaires.

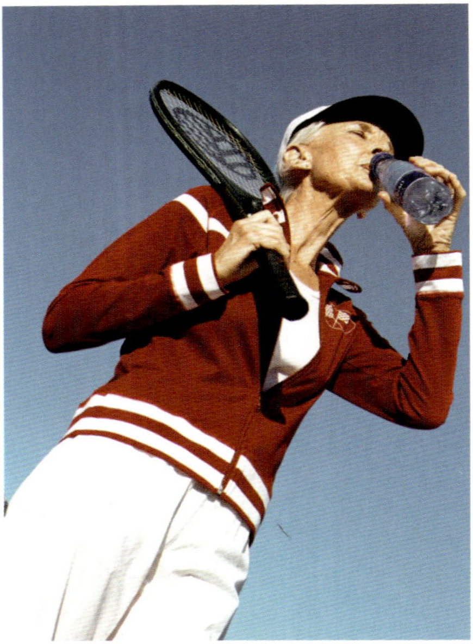

PRENDRE SOIN DE SON CORPS

Les bienfaits de l'exercice physique

De nos jours, tous les experts s'accordent pour dire que la pratique régulière de l'exercice physique est indispensable pour conserver la souplesse, la force et la vigueur de notre corps. Les naturopathes le prônent depuis toujours ! En effet, la sédentarité est reconnue comme l'une des causes des maladies dites « de civilisation ».

Un outil important dans la cure de désintoxication

Pour effectuer l'effort que nous lui demandons pendant une pratique sportive, notre corps met à contribution plusieurs organes. C'est grâce à ce travail que les organes ont la possibilité d'éliminer une quantité plus importante de toxines.
Avant tout, l'exercice physique favorise la circulation sanguine, permettant ainsi aux muscles de s'oxygéner davantage et d'être plus performants. La quantité plus importante de déchets qui passent dans le sang sera ainsi transportée plus facilement vers les émonctoires pour être éliminée.

De plus, la pratique régulière de l'exercice physique :
- a une action importante sur nos viscères, car en bougeant nous y pratiquons une sorte de massage ;
- active davantage les fonctions respiratoires ;
- améliore l'assimilation des nutriments ;

- facilite l'élimination des déchets ;
- stimule le système immunitaire ;
- combat efficacement l'ostéoporose, problème qui touche en particulier les femmes pendant la ménopause ainsi que les personnes âgées ;
- tonifie les masses musculaires ;
- améliore la coordination de nos gestes ;
- libère des tensions musculaires ;
- maintient notre équilibre en réduisant le risque de chute ;
- renforce tous les réflexes ;
- maintient mieux notre squelette et réduit la quantité des douleurs du dos (en particulier le bas du dos) ;
- en diminuant le taux de sucre dans le sang, produit un effet hypoglycémiant ;
- contribue à garder notre poids idéal ;
- aide dans le temps à améliorer beaucoup de pathologies, même celles lourdes.

Un excellent moyen pour revitaliser

Pour les naturopathes, les muscles sont une partie importante de notre capital de santé. On considère la masse musculaire comme un des signes de la vitalité d'un individu. Il est donc très important de pratiquer une activité sportive pendant l'enfance et l'adolescence, pour développer tôt cette masse qui nous servira dans les années à venir.
Pour les femmes, cette pratique est d'autant plus valable que nous savons que l'activité musculaire agit sur le processus de minéralisation de la charpente osseuse. Faisons donc du sport pour diminuer la probabilité d'avoir des problèmes ! Et si nous n'avons pas eu l'occasion de développer nos muscles pendant notre jeunesse, il n'est jamais trop tard pour pratiquer l'exercice physique.
Même si dans ces derniers temps les conditions de vie ont changé, à cause des moyens de locomotion motorisés et des conditions de travail qui font que nous passons la plupart du temps assis, nous devons réserver une place à l'activité sportive pendant notre journée.

Attention, pour être efficace l'exercice physique doit être régulier, mais tout de même adapté au mode de vie de l'individu, à ses capacités et à son âge.

L'activité physique : la mise en pratique

L'exercice physique est donc indispensable dans la vie de tous les jours. Pour qu'il soit bénéfique, en revanche, il ne faut jamais dépasser nos propres capacités : chacun doit respecter ses limites, son âge, sa condition physique et se remettre progressivement s'il n'a pas pratiqué de sport depuis longtemps. Si ces conditions ne sont pas respectées, parfois l'activité physique peut devenir dangereuse.

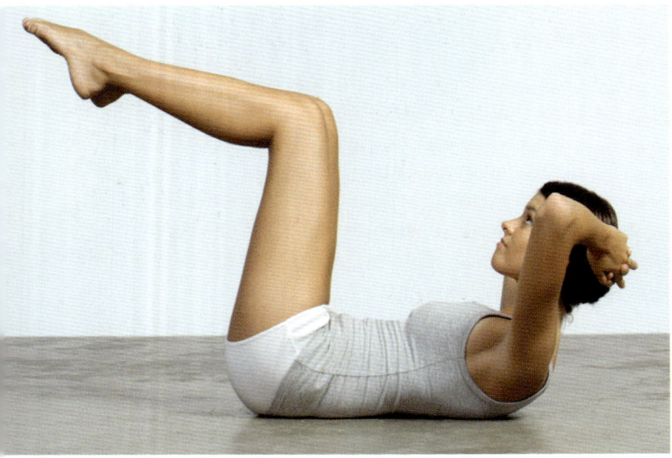

La naturopathie conçoit le sport comme un des piliers de l'hygiène de vie de chacun. En douceur, nous pouvons pratiquer l'activité que nous aimons : la marche, la natation, la randonnée pédestre, le cyclisme, la marche nordique, le jardinage, etc. De préférence, pratiquons une activité à l'extérieur, en contact avec la nature. À défaut, les exercices à la maison feront l'affaire.

À chacun son activité physique

Dans tous les cas de figure, la naturopathie ne conçoit pas une activité physique trop importante. Tout est dans la mesure et il ne faut jamais exagérer ! L'exercice physique doit être toujours conçu dans une logique de bien-être général. Il doit nous permettre de renforcer nos points faibles et maintenir nos points forts, dans un souci d'harmonie générale.
Pas besoin de beaucoup de matériel pour réaliser les exercices : des haltères (ou des charges) seront suffisants. Nous travaillons sur un groupe de muscles à la fois (tra-

vail analytique) et nous augmentons la quantité et la charge de manière progressive.
Chaque jour, nous travaillons un groupe de muscles par des gestes lents et sans trop forcer : une série de vingt mouvements doit être répétée d'une à cinq fois.
N'oublions pas que le travail doit se faire de manière progressive et qu'il doit prendre en compte les caractéristiques physiques, l'âge et l'état de santé de chacun.

Les mouvements au quotidien

Voici des exemples d'exercices que nous pouvons pratiquer pendant toute la journée, de préférence le matin au réveil, parfois avec des poids légers, comme des haltères, avec des charges correspondant à nos possibilités.

- Jambes écartées, bras à la taille : flexion latérale du buste, à gauche et à droite.
- Jambes écartées : soulevez les bras tendus du bas vers le haut. Exercice à réaliser avec des charges.
- Jambes écartées : soulevez vers l'arrière les bras tendus du bas vers le haut. Exercice à pratiquer avec des charges.
- Jambes écartées, bras tendus vers le haut : flexion du buste vers l'avant, les mains devraient toucher le sol.
- Jambes écartées, bras tendus vers l'avant : vous descendez en pliant les jambes et vous remontez (vous pouvez vous aider en mettant les mains sur le rebord d'une table).
- Couché sur le dos, appuyé sur vos coudes : pliez une jambe après l'autre vers le buste.
- Couché sur le dos, appuyé sur vos coudes : pliez les jambes ensemble vers le buste et revenez au sol.
- Allongé sur le dos, les jambes fléchies, les pieds au sol, les bras croisés sur la poitrine : soulevez lentement le haut du corps en contractant les muscles abdominaux.

L'importance d'une bonne posture

Pendant les exercices, il faut garder une posture correcte : nous contractons les abdominaux et nous serrons les fessiers. La colonne vertébrale doit être toujours droite et alignée. Cette posture permet de prévenir les tensions et les douleurs. Elle assure aussi de bons mouvements respiratoires et une bonne circulation énergétique.

Les massages et les bains

Les massages

Technique exploitée et étudiée en Orient depuis des millénaires, le massage commence à être bien connu aussi en Occident. Pour ses vertus relaxantes, revitalisantes, toniques ou apaisantes, le massage reste une des techniques courantes de la naturopathie.
Ensemble de techniques qui utilisent le plus souvent les mains pour effectuer différentes manœuvres, comme le pétrissage, les frictions, les percussions, les pressions, les vibrations, le massage s'effectue sur une partie ou sur la totalité du corps.
En naturopathie, le massage est toujours conseillé dans le cadre d'une cure pour atteindre un but général. Il peut être choisi pour :

- favoriser l'élimination ;
- induire la relaxation et la détente ;
- réactiver la circulation dans certains tissus ;
- combattre le stress ;
- pratiquer une action réflexe ;
- améliorer la nutrition cellulaire ;
- stimuler la circulation lymphatique ;
- réguler le fonctionnement intestinal ;
- stimuler le système physiologique ;
- tonifier les muscles.

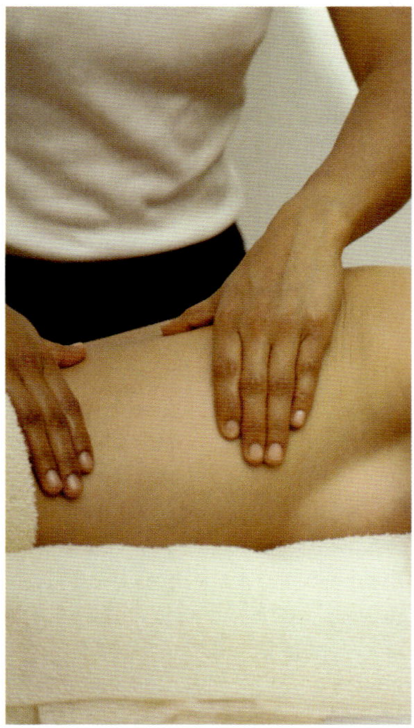

Les bains

Pratique ancienne, mise en valeur déjà par les anciens Romains, l'hydrologie a toujours donné de bons résultats. Son utilisation est intéressante car le contact avec l'eau – chaude ou froide – provoque des réactions dans notre système circulatoire, nerveux et glandulaire.

L'adaptation que notre corps doit mettre en place quand il est au contact de l'eau froide est de disperser ou de produire de la chaleur

à travers la contraction des muscles et le travail des glandes surrénales. Quand nos glandes surrénales ne sont pas très performantes (comme c'est le cas pour les sujets neuroarthritiques, voir chapitre sur la morphologie), nous avons intérêt à les faire travailler en nous exposant au froid. Prendre régulièrement une douche froide ou se baigner dans des eaux froides peut donc être une pratique revitalisante.
Le contact avec l'eau chaude produit en revanche un phénomène plutôt relaxant avec une détente de nos muscles. Le sang est attiré plutôt vers la surface de notre corps, ce qui permet (si les émonctoires travaillent correctement et sont stimulés) d'effectuer une action désintoxiquante.
S'exposer régulièrement au contact de l'eau chaude ou froide permet donc de faire travailler les capillaires, avoir – selon les besoins – une action revitalisante, désintoxiquante ou relaxante et de faire travailler et renforcer notre système glandulaire.
Pas besoin d'atteindre des températures extrêmes dans l'eau ! Quelques degrés d'écart entre la température de l'eau et celle de la peau seront suffisants pour produire une réaction de la part de nos terminaisons nerveuses. Cependant il ne faut pas jouer avec l'eau ! Dans chaque situation, il faut prendre en considération la problématique d'un individu, sa force vitale et son tempérament en se basant sur une étude morphologique.
Dans la pratique, nous pouvons effectuer des douches, des bains de siège (assis dans un récipient pour que notre pubis soit dans l'eau), des demi-bains (assis dans la baignoire en faisant des ablutions sur le tronc), des bains complets (difficiles pour les bains froids) ou appliquer des compresses pour une action locale.

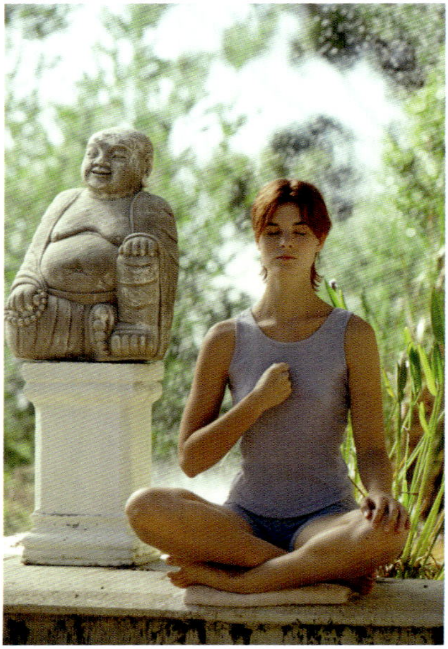

Apprenons à respirer correctement

Premier et dernier acte de notre existence, la respiration nous accompagne tout le long de notre vie. Elle se produit normalement de manière mécanique et inconsciente, mais nous pouvons, si le voulons, avoir une action directe sur elle et en changer le rythme.
Indispensable à la vie, la respiration a pour but de fournir de l'oxygène au sang et d'éliminer les déchets gazeux (surtout du dioxyde de carbone).

Le rythme respiratoire

Quand on fait rentrer l'air dans les poumons (inspiration), le diaphragme (le principal muscle respiratoire situé sous les poumons) s'abaisse pour augmenter le volume de la cage thoracique. Ce même volume diminue à chaque rejet de l'air, quand le diaphragme remonte (expiration). Ce sont ces mouvements réguliers qui définissent le rythme respiratoire.
Toutefois, la respiration ne se maintient pas toujours de manière égale : elle change et s'adapte en fonction de ce que nous vivons. Elle s'accélère, par exemple, pendant l'effort physique pour redevenir normale une fois le calme retrouvé. Très sensible, le rythme respiratoire se modifie aussi pour des causes émotionnelles, psychologiques et en cas de stress. Quand nous sommes agités, angoissés, anxieux, préoccupés ou impatients, notre respiration s'accélère pour se situer plutôt au niveau thoracique. Il s'agit d'un rythme perturbé, pendant lequel nous pratiquons une respiration superficielle et irrégulière et nous bloquons le diaphragme en créant des tensions musculaires. En réalité, ce que l'on considère comme une respiration naturelle est celle qui s'effectue au niveau abdominal, reconnaissable par le ventre qui se gonfle à l'inspiration et s'abaisse pendant l'expiration.

Toutefois, si notre vie émotive a une action sur notre respiration, il est également vrai que notre rythme respiratoire peut avoir une influence sur notre stabilité émotive et psychologique. Les sphères émotives et physiques communiquent en effet entre elles et s'influencent dans les deux sens.

- Naturelle, calme et profonde, la respiration abdominale (celle des bébés et des jeunes enfants) est celle que nous pratiquons quand nous dormons ou nous relaxons.
- La respiration thoracique est superficielle. Au moment des efforts, de stress et d'anxiété, les muscles de l'abdomen se contractent et la respiration devient rapide.

Conscients de l'impact que la respiration peut avoir sur notre état d'être, nous devrions pratiquer la respiration diaphragmatique tous les jours, le plus longtemps possible. De plus, ce type de respiration favorise l'oxygénation, relaxe, détend les muscles, réduit l'ampleur des tensions, dissout les blocages émotionnels, aide à une prise de conscience de soi et à retrouver la confiance.

La pratique

Au travail, confortablement installé à la maison, dans une file d'attente, dans le bus ou le métro, toutes les occasions sont bonnes pour pratiquer une séance de respiration profonde. Pendant au moins une dizaine de fois, nous pouvons forcer une respiration volontaire, en prenant conscience des actes inspiratoires et expiratoires. Nous augmentons l'ampleur de la respiration qui s'effectue toujours par le nez, en augmentant le volume d'air dans l'abdomen, qui se gonfle et se vide comme un petit ballon pendant l'expiration. Pour ressentir et accompagner les mouvements, il vaut mieux mettre une main sur le ventre.

La respiration complète

C'est la respiration qui prend en compte les trois « étages » des poumons qui vont successivement être remplis et vidés à chaque acte respiratoire. En commençant par le haut, nous « gonflons » la partie sous les clavicules, puis celle sous la poitrine et enfin le ventre. À l'expiration, nous vidons le ventre, ensuite la poitrine et les clavicules. Cette respiration a le mérite de faire travailler toutes les parties des poumons, même celles qui normalement ne sont pas très sollicitées (les parties hautes par exemple).

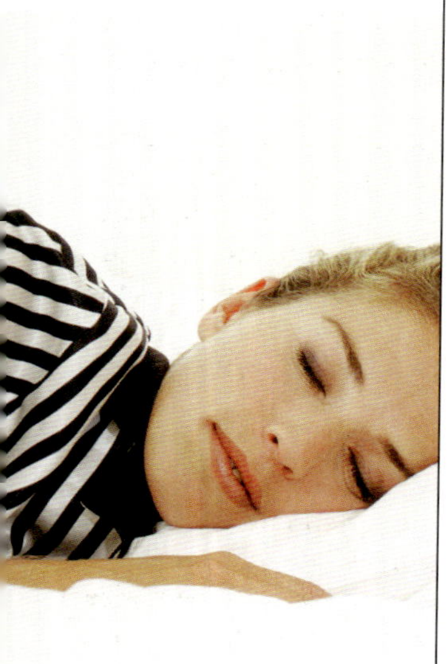

Le repos

Indispensable pour « remplir » nos réserves énergétiques, le repos, pour être efficace, doit concerner toutes les parties de l'être humain : physique, mental, affectif, digestif, nerveux, émotionnel et sexuel.

Pour ce faire, au quotidien, nos périodes d'activité doivent impérativement être suivies de moments de repos pour permettre à chaque partie de l'organisme de se régénérer.

Le repos nocturne

Le sommeil (notre principale forme de repos) et la relaxation permettent au système nerveux de se recharger. Nous dormons en moyenne huit heures par nuit (ce qui correspond à un tiers de notre vie), même si la durée effective dépend de chaque individu et de son âge. Dans notre vie frénétique, nous négligeons trop souvent la quantité et surtout la qualité de notre sommeil, ce qui met en danger un bon équilibre physique et psychologique.

Les phases du sommeil

Même si le sommeil (y compris le rêve) n'a pas encore dévoilé tous ses mystères, les chercheurs continuent à étudier ce qui se passe dans notre organisme au repos. L'hypothalamus (un ensemble de cellules nerveuses au centre de notre boîte crânienne) est le chef d'orchestre de notre sommeil, capable de régler nos besoins.
Chaque sommeil se compose d'une succession de cycles, divisés en plusieurs phases.

- Le sommeil léger : il se déroule au début de la nuit, il est très court et léger (on se réveille facilement), caractérisé par de petits spasmes, les rythmes cardiaque et respiratoire ralentissent.

• Le sommeil lent profond : il est plus long, réduction de l'activité cérébrale, le réveil est difficile, on est isolé du monde environnant, les muscles sont relâchés, la respiration devient régulière.
• Le sommeil paradoxal : les muscles sont relâchés, le corps est détendu, mais l'activité cérébrale reprend et devient très intense avec des mouvements oculaires rapides, la respiration se fait irrégulière. C'est le moment des rêves. Les temps de ce sommeil, indispensable pour l'être humain, augmentent au fur et à mesure que la nuit avance. Il faut donc un minimum de temps de sommeil pour avoir le temps de rêver correctement !

Un manque de sommeil provoque des conséquences variables, mais non négligeables, sur les individus : une irritabilité, un manque de concentration, une fatigue physique et psychique, des troubles de l'équilibre, des difficultés de mémoire, un pessimisme plus ou moins prononcé, de la mauvaise humeur…
Cependant, nous ne sommes pas tous égaux face aux rythmes du sommeil. Certains d'entre nous sont plutôt « du soir », ce qui signifie qu'ils ne peuvent s'endormir que tard le soir, mais qu'ils ont du mal à se lever tôt le matin ; d'autres sont au contraire « du matin », ce qui veut dire qu'ils vont au lit très tôt le soir, mais qu'ils n'ont pas de problèmes pour se réveiller tôt le matin.
Ces rythmes doivent être, *a priori*, respectés, dans la mesure du possible, car ils influencent aussi nos autres besoins. Les gens du soir, par exemple, n'ont pas faim le matin au réveil, tandis que les gens du matin ont toujours besoin de bien manger au petit-déjeuner. Les « lève-tôt » prendront donc un bon repas le matin et un repas léger le soir, tandis que les « couche-tard » attendront la fin de la matinée pour manger un peu, mais leur repas du soir sera plus conséquent.

Nos besoins de repos par rapport à l'âge

Les temps de repos diminuent au fur et à mesure que l'âge augmente :
- les nouveau-nés dorment environ vingt heures ;
- les enfants de trois à sept ans descendent à douze heures ;
- les adolescents arrivent à huit heures ;
- les adultes dorment entre six et huit heures ;
- tandis que les personnes âgées n'atteignent qu'environ cinq heures de sommeil.

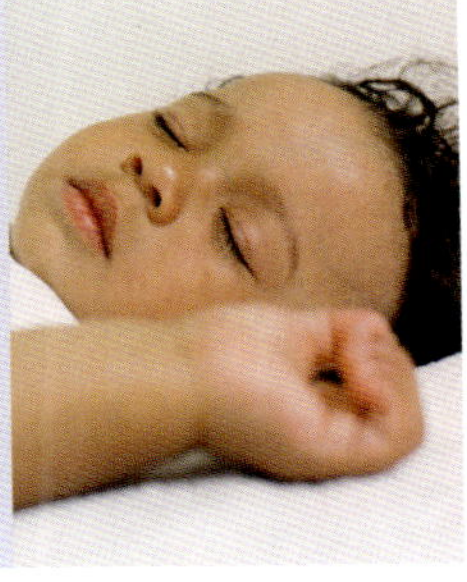

LA SÉRÉNITÉ

L'aspect psychologique

Indispensable pour notre sérénité, l'équilibre psychologique et émotionnel joue un rôle capital dans notre bien-être. Composés d'une partie corporelle et une partie psychique, nous avons déjà dit que nous sommes des êtres complexes.

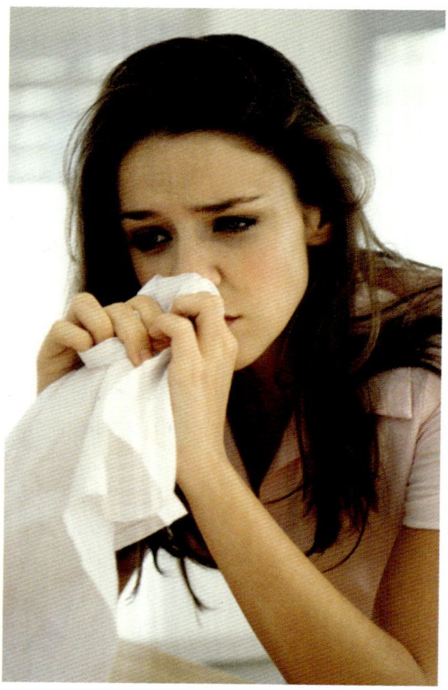

Toutes nos actions, nos gestes et nos manifestations ne sont que le résultat de l'influence continuelle de notre physique (« soma ») sur notre psychisme (« psycho ») et vice-versa. Pour avoir une compréhension réelle de l'être humain, il faut donc toujours prendre en considération ces deux parties.

Les problèmes d'ordre psychologique

Du point de vue de la naturopathie, quand nous nous trouvons face à un souci d'ordre psychologique (ne relevant pas toutefois de la pathologie lourde !), il faut prendre en considération l'ensemble de l'individu. Le principe de base reste toujours le même : mettre en place ou corriger une hygiène de vie, pour annuler les erreurs et permettre à l'organisme de retrouver l'énergie nécessaire pour guérir.

Sans jamais la dissocier des actions mises en place au niveau physique, souvent une psychothérapie doit être prise en considération pour aller plus en profondeur et pour déterminer l'origine de notre mal-être. Si le problème est grave, il faut toutefois consul-

ter un spécialiste, un psychologue ou dans les cas plus sérieux même un psychiatre.
En revanche, pour tous les cas moins graves, il faut comprendre les raisons de notre état. Il est fort probable que nous avons besoin de changer notre propre vision de la vie. Souvent, nous appréhendons les événements d'une façon peu constructive qui nous fait du mal.
En général, il faut comprendre l'importance d'adopter une attitude mentale positive, ouverte et sans crainte de la vie. Le calme et le silence deviennent des pratiques nécessaires pour entreprendre cette démarche menant vers la tranquillité de l'esprit. En effet, les émotions et les idées négatives, comme le pessimisme, les idées noires, la tristesse, la haine, les idées fixes, la jalousie, l'insécurité et bien d'autres sont néfastes pour notre santé. Elles sont la cause d'une très grande dispersion énergétique, elles troublent le bon fonctionnement de nos organes et empêchent une correcte élimination des déchets.
Le recours systématique aux excitants, aux anxiolytiques et aux sédatifs, ainsi que les abus de tous les médicaments, ne peut pas être une solution définitive, car à la longue, ils provoquent des dérèglements du système nerveux, aggravant ainsi l'état de notre équilibre émotionnel et psychique.

Les actions au niveau physique

Les actions à mettre en place peuvent être nombreuses. D'abord, il est nécessaire d'éviter le « gaspillage énergétique » : repérons les causes qui nous demandent des dépenses énergétiques inutiles.
D'abord, sur le plan alimentaire, nous éviterons les grignotages qui nous maintiennent dans un état de digestion continuelle avec une dépense énergétique considérable, ainsi que tous les aliments « poisons » (alcool, excitants, aliments de mauvaise qualité...) qui demandent de l'énergie pour être éliminés. Nous opterons pour une alimentation riche en aliments naturels, pleins de vitamines et de sels minéraux (fruits et légumes frais, céréales complètes, poissons, huiles de première pression à froid...), cuisinés le plus simplement possible (sans sauces ni fritures).
Ensuite, nous dédierons du temps à la pratique d'une activité physique simple, adaptée à l'individu, mais régulière et nous n'oublierons pas de stimuler les émonctoires à travers la phytothérapie, les massages, la réflexologie (par exemple, la réflexologie plantaire).

Le bien-être pour notre mental

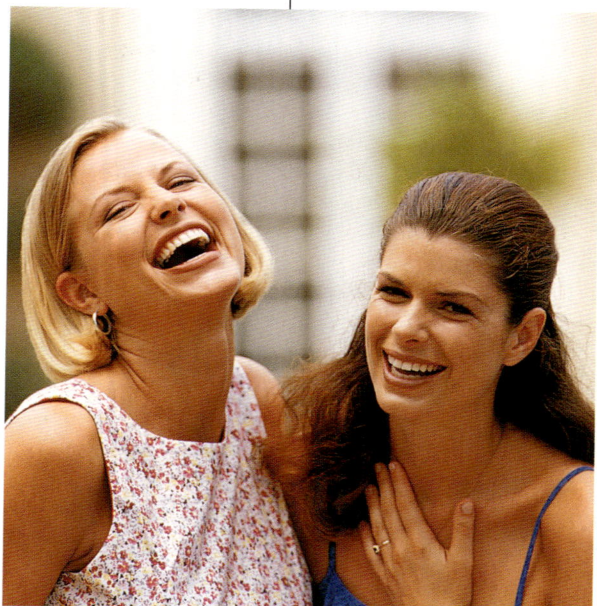

Pour maintenir toujours en forme notre psychisme et notre mental, nous devons nous en occuper et établir une hygiène de vie préventive. Le recours aux médicaments (antidépresseurs, anxiolytiques, tranquillisants...) ne devrait être que strictement occasionnel pour palier à des situations aiguës ou des cas graves (formes de psychose maniaco-dépressive ou de schizophrénie). Dans tous les cas, il est possible de mettre en place un système de vie sain, visant à l'équilibre de la personne.

L'attitude positive

« Nous sommes ce que nous pensons », disent beaucoup de philosophes et de thérapeutes. Certainement, nos pensées viennent de nous, car nous les émettons. Elles nous appartiennent, car elles naissent et se développent à l'intérieur de nous-mêmes ; souvent, elles conditionnent notre existence. Ceci est vrai, surtout quand nous faisons partie de ceux qui pensent continuellement !

La pensée devient ainsi une des clés que nous avons pour agir sur notre personne et notre bien-être. Les pensées créent en effet un climat à l'intérieur de nous-même, qui, se reflétant aussi vers l'extérieur, sera perçu par les gens qui nous entourent.
En considérant aussi que les pensées (comme tout ce qui existe dans l'univers) ne sont que des manifestations d'énergie, nous affirmons que pour être « bien dans notre peau », il faut avoir des pensées positives et constructives.
Les pensées positives agissent comme des messages que nous envoyons à nous-même, en créant ainsi un climat agréable, fécond et de confiance. Pouvant compter sur notre libre arbitre, nous devons prendre conscience que nous avons toujours le choix de la qualité de nos pensées ! C'est à nous de changer nos attitudes mentales si nécessaire, dans les cas plus difficiles, éventuellement avec l'aide d'une thérapie. Il est en effet important de sortir de nos vieux schémas mentaux qui nous portent à voir le verre à moitié vide pour en adopter d'autres nous permettant de le voir à moitié plein.
Nous avons la possibilité et la capacité de le faire !
Du point de vue de la naturopathie, une telle aptitude est fondamentale car elle entraîne une énergie positive et de la vitalité. En revanche, une attitude négative et pessimiste nous enlève de l'énergie et de la vitalité. Le fait d'avoir tout le temps des idées noires ou de se faire des soucis inutilement nous fait gaspiller beaucoup d'énergie, qui serait plutôt nécessaire pour d'autres fonctions.

Le rire

Rire fait du bien à tout le monde. Même si nous en sommes très loin, nous devrions rire tous les jours pour transformer notre état d'âme ! Pouvons-nous apprendre à rire ? Certainement, nous pouvons envisager de modifier notre façon d'appréhender notre existence, d'être plus ouverts et disponibles à découvrir le bon côté de toutes les choses.
On sait maintenant que le rire possède aussi des valeurs thérapeutiques, nous permettant de prendre du recul et de ne pas nous sentir opprimés par nos soucis.
Il est possible de nous entraîner à rire : faisons des grimaces devant notre glace le matin, évitons de nous prendre au sérieux, jouons avec nos enfants, regardons des films comiques, fréquentons des gens sympathiques…

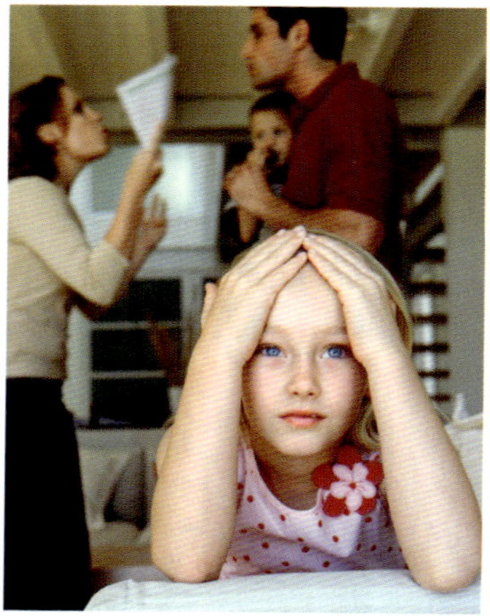

Les dangers du stress

Omniprésent dans notre vie moderne, le stress est devenu désormais le compagnon indésirable de tout le monde. Chacun le perçoit à sa manière, mais généralement nous le traduisons par un sentiment de malaise mal défini.

Le stress, ou syndrome général d'adaptation, se traduit comme une série de réactions au niveau physiologique que notre organisme met en place. Il s'agit de réactions à des stimulations extérieures quand ces dernières sont jugées dangereuses, voire pouvant compromettre notre vie.

Comprenons...

Le stress est un phénomène quasi-réflexe qui se développe en trois phases successives. Face à un stimulus stressant, nous déclenchons une phase d'alarme. Cette dernière est courte, nos paramètres physiologiques changent pour nous permettre de nous adapter à la stimulation. Quand le stimulus « agressif » est passé, la phase stressante passe et le statu quo s'installe après une phase de décompensation.

Voyons schématiquement ce qui se passe :

⇒ Un événement externe se produit : nous le percevons comme une agression.

⇒ Notre organisme se mobilise pour fournir l'énergie dont nous avons besoin pour la réaction : stimulation du système nerveux, sécrétion de l'adrénaline (et d'autres hormones si le danger persiste, comme le cortisol, la dopamine, l'endorphine), augmentation du rythme cardiaque, accélération du rythme respiratoire pour pouvoir mieux oxygéner les cellules, en particulier les muscles, tension musculaire, augmentation de l'acuité visuelle grâce à une dilatation des pupilles, amélioration de la mémoire...

⇒ Nous sommes ainsi en mesure de réagir face à « l'agression » : nous pouvons combattre ou fuir le danger.

⇒ Une fois le stimulus, identifié comme dangereux, passé, il nous faut du temps pour revenir à l'état de normalité et pour récupérer le fonctionnement normal de nos organes (phase de décompensation).

Le stress chronique

En revanche, si la situation considérée comme stressante perdure dans le temps ou si les situations de stress sont nombreuses, fréquentes ou rapprochées, notre organisme se trouve dans une situation de tension permanente. Le stress devenant alors chronique, notre organisme essaye de s'y ajuster et de s'adapter, avec une considérable dépense énergétique. Nous rentrons ainsi dans une phase d'épuisement avec une baisse des performances de notre système immunitaire. Dans un état de tension trop important et sans repli, les troubles s'installent : fatigue, nervosité, angoisse, problèmes digestifs, troubles du sommeil, palpitations et même dépression.

⇒ Le stress est devenu chronique.
⇒ Nos fonctions organiques sont continuellement mobilisées, ce qui provoque des tensions nerveuses et musculaires, des difficultés à bien digérer et à assimiler, un manque de sommeil ou un sommeil non réparateur, des troubles du transit intestinal, des idées fixes, un mental agité...
⇒ Une agitation générale et un manque de repos s'installent : nous ne pouvons pas récupérer.
⇒ A la longue, nous perdons notre équilibre et nous nous sentons épuisés aux niveaux physique et mental.

Les solutions

Souvent, face au stress, nous avons recours aux médicaments. La naturopathie n'est pas favorable à la prise d'anxiolytiques ou d'autres médicaments chimiques, sinon dans des cas graves ou pour de courtes périodes de crise importante. Il faut revenir rapidement à une hygiène de vie (alimentation, activité physique, compléments alimentaires si besoin) en mettant l'accent sur la pratique de la relaxation et le commencement d'une thérapie. N'oublions pas que, souvent, le stress se construit sur la base de nos peurs !

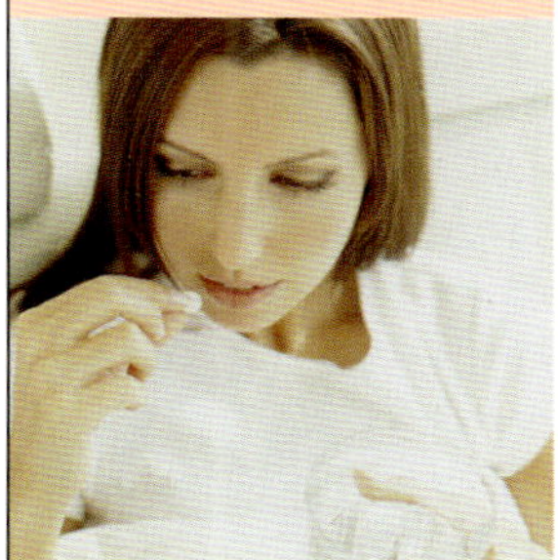

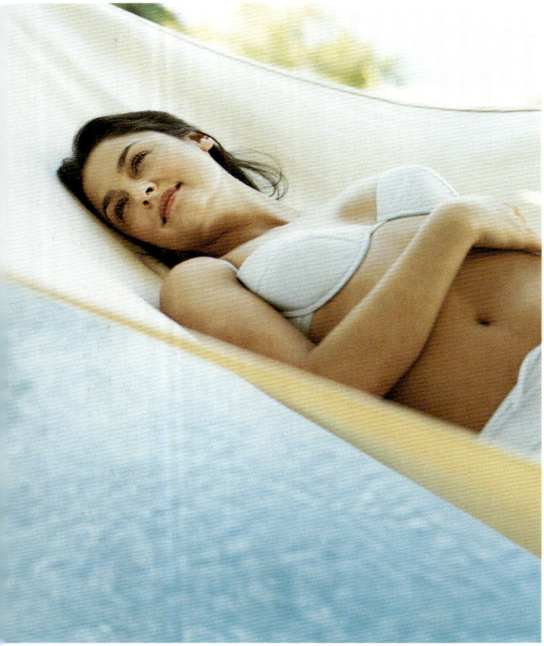

La relaxation

L'anxiété, le stress, les crises d'angoisse et bien d'autres phénomènes font désormais partie du quotidien de beaucoup de personnes. Avant de tomber dans le piège, mieux vaut faire tout ce qui est en notre pouvoir pour les prévenir !

Bon système pour normaliser notre terrain, la relaxation nous permet d'obtenir des résultats bénéfiques sur les plans psychique et physiologique. La relaxation, pouvant durer entre 10 et 20 minutes, devrait être pratiquée tous les jours. Elle a le mérite de nous permettre de « faire une coupure », de nous libérer des tensions et du stress de la journée et de mettre au repos notre mental.

De plus, une pratique régulière de la relaxation permet :
- de faire diminuer les tensions au niveau musculaire ;
- d'améliorer les problèmes digestifs et le sommeil ;
- de réduire la douleur en cas de besoin ;
- de renforcer le système immunitaire ;
- d'améliorer la circulation sanguine et la respiration ;
- de récupérer les énergies en cas de fatigue.

La pratique

En considérant l'importance de la relaxation dans la vie quotidienne, voici comment la pratiquer ! Trouvons un moment pour nous dans la journée, sans téléphone ni personne autour de nous. Dans une pièce où nous nous sentons à l'aise, installons-nous confortablement, assis ou couché, les yeux fermés.

Prenons conscience de notre respiration : ressentons l'air qui rentre dans notre corps à travers le nez et puis dans les poumons, ressentons notre poitrine qui se gonfle et écoutons le bruit de notre souffle.
Dans un état de repli sur nous, prenons contact avec notre corps. Commençons à nous décontracter à partir de la cage thoracique et poursuivons en relâchant les muscles des épaules, des bras, des mains jusqu'aux doigts, des hanches, des jambes, des pieds. Ensuite, passons à la relaxation du dos, de la colonne vertébrale, du cou, de la nuque, de la boîte crânienne, du cuir chevelu, du front, des yeux, des joues, des narines, de la langue et de la mâchoire.
Détendus, nous prenons encore plus conscience du rythme naturel des mouvements respiratoires à l'intérieur de nous. Dans cet état, souvent les pensées surgissent, même contre notre volonté. Comme elles sont venues, nous les laissons partir, sans leur donner de l'importance, comme si nous étions les spectateurs d'un film. À chaque fois, pour ne pas être emportés par le mental, nous pouvons revenir à la respiration et à son rythme.

Pour aller plus loin

Une fois relaxés, nous pouvons prendre conscience des différentes parties de notre corps. Mentalement, nous nous déplaçons, en commençant par les pieds et en remontant vers la tête, pour explorer toutes les parties et détecter les tensions présentes.

À la fin

Quand nous avons terminé le ou les exercices, nous pouvons revenir doucement à la réalité qui nous entoure. D'abord, focalisons notre attention sur le rythme respiratoire avec l'air qui rentre et qui sort de nos narines. Sentons la présence de nos membres et de notre dos. Commençons à bouger lentement les mains, les pieds, puis les bras, les jambes et tout le reste de notre corps, avant d'ouvrir les yeux.
Nous pouvons nous étirer, bouger lentement à notre rythme et bailler, si nous en ressentons le besoin.

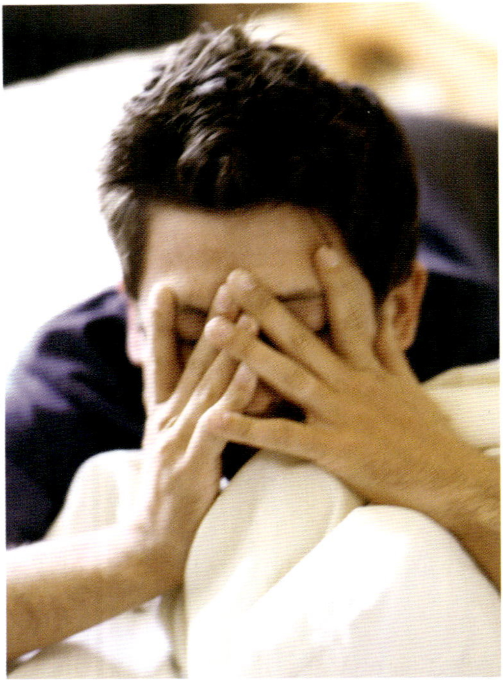

La fatigue

Parmi les plus grands maux de notre époque, la fatigue – ou l'asthénie – est une des causes de consultation médicale les plus fréquentes, surtout chez les femmes.

La fatigue en soi n'est pas considérée comme une maladie, mais elle peut être la conséquence d'une pathologie, qu'il faut toujours rechercher ! Une fois mise à l'écart une cause organique, une fatigue dite « normale » ne peut qu'être la conséquence d'un effort physique et/ou mental. Et pourtant, même si nous avons l'impression de « ne pas faire grand-chose », nous nous sentons souvent fatigués. Parfois à tel point que notre fatigue devient invalidante… Le matin, nous nous levons déjà fatigués, même après une nuit de sommeil.

La dispersion d'énergie de notre mental

Nous avons déjà vu que tout est énergie et que la pratique de chacune de nos activités nous demande une dépense énergétique. Tout travail physique et mental nous « prend » donc de l'énergie !
Or, notre mental consomme une énorme quantité d'énergie, car nous pensons continuellement pendant la journée. Nous n'arrêtons jamais de focaliser notre esprit sur des sujets intéressants et constructifs parfois, même si, très souvent, nous passons notre temps à nous concentrer sur un tas de choses inutiles. Nous repassons à l'infini dans notre tête le même scénario dérivant d'une discussion avec quelqu'un. Parfois nous avons des idées fixes, nous pensons à comment les choses auraient pu être, à comment elles devraient être ou à comment elles seront dans le futur. Si nous ne pouvons pas changer le passé et ne savons pas comment sera notre futur, pourquoi occu-

pons-nous notre esprit à ces genres d'exercices qui ne servent à rien ? Parfois notre mental est si encombré que nous avons l'impression d'avoir un poids dans la tête.

Pourtant, notre mental devrait être toujours disponible à réagir, car la vie nous demande souvent de la souplesse pour être réactifs aux changements qu'elle nous impose. Pris dans nos idées et dans nos schémas habituels, nous restons souvent bornés et entêtés à vouloir poursuivre sur le même chemin, même quand il est indispensable de prendre des virages. Inconscients de nos habitudes, nous nous retrouvons souvent dans une impasse. Pour évoluer, nous devrions au contraire être capables d'envisager la réalité autrement, sortir de nos stéréotypes et savoir que nous pouvons changer !
C'est ce qui nous arrive aussi quand nous avons un problème (professionnel, familial ou amical) que nous voulons résoudre à tout prix. Nous sommes tellement pris par ce dernier que nous y pensons tout le temps. Nous ne comprenons pas que plus nous y revenons, plus le problème devient important. Mieux vaut prendre du recul, nous relaxer et pratiquer un sport ou une activité artistique. Ensuite, à tête reposée, nous serons sûrement plus aptes à considérer le problème avec clarté afin de trouver les solutions nécessaires.
Le mental a en effet besoin de repos et d'énergie pour pouvoir fonctionner correctement et pour être performant. Arrêtons donc de le solliciter sans arrêt, souvent pour des questions qui ne sont pas importantes !

Si nous n'arrivons pas à comprendre ce point, voici un exercice à pratiquer quotidiennement, le matin. À notre réveil, avant de commencer la journée, faisons la liste des priorités que nous avons dans la vie et plaçons le souci qui nous perturbe à sa juste place !

Pendant les changements de saison

Depuis l'Antiquité, l'homme sait que les changements de saison ne sont pas des moments anodins, car particulièrement fatigants. Pendant ces moments charnière, nous avons besoin d'énergies nouvelles pour passer le cap. Voilà pourquoi, à titre préventif, mieux vaut prévenir le problème, en suivant des cures saisonnières pendant lesquelles on applique une hygiène de vie correcte après avoir fait une cure de désintoxication.

Les méthodes naturelles pour se préserver de la fatigue

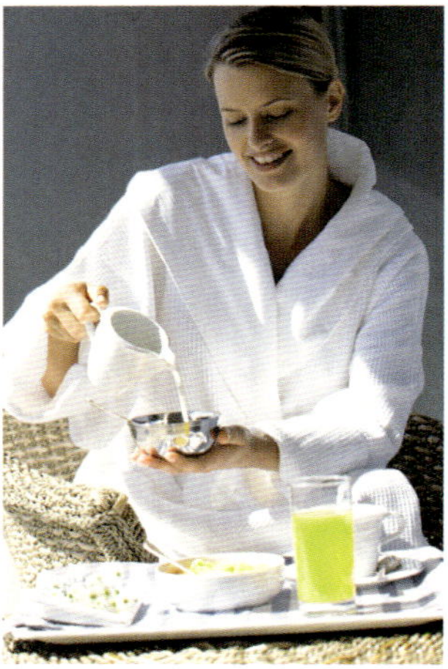

Avant de nous ressourcer à l'aide de la nature, nous le répétons, il faut s'assurer que notre fatigue n'est pas la conséquence d'une pathologie et qu'elle n'a pas de causes physiques majeures !

En naturopathie, quand nous sommes fatigués, nous allons chercher les causes pour travailler en profondeur, en prenant en considération tous les points essentiels pour notre bien-être.

Côté alimentation

Une alimentation saine et riche en éléments vitaux nous aide à retrouver des forces. Mangeons des aliments crus tous les jours pour avoir un bon apport de vitamines, d'oligo-éléments et de sels minéraux. Supprimons les excitants, comme le café, le thé ou le chocolat, car ils nous donnent un coup de fouet, qui s'épuise rapidement en nous laissant encore plus fatigués qu'auparavant. Évitons de prendre des quantités d'aliments trop importantes, des aliments trop riches, trop gras, industriels ou trop de sucreries, car ils demandent une très grande quantité d'énergie pour effectuer une digestion importante. Préférons les aliments de saison, frais et biologiques si possible.
Pour digérer plus facilement, prenons le temps de manger tranquillement nos repas dans le calme, confortablement assis et surtout évitons de le faire directement sur le lieu de notre travail.

Côté physique

Malgré la fatigue, il est important de pratiquer quotidiennement une activité physique, même légère. De préférence en plein air, nous pouvons faire des mouvements avec les bras, les jambes, des rotations du buste et du cou. Nous pouvons par exemple marcher à notre rythme, faire du vélo ou un peu de natation… Sans trop forcer, doucement, il est important de ne pas arrêter la circulation des énergies.

Côté émotionnel

Quand la cause de notre fatigue se situe plutôt au niveau émotionnel, nous pouvons faire appel aux fleurs de Bach. Deux fleurs sont plus spécifiques pour nous aider :
- en cas de fatigue physique : olive ;
- en cas de fatigue plus mentale : hornbeam.

Il est évident que si nous voulons agir sur les causes de notre fatigue, nous devons envisager un examen plus approfondi de la situation et éventuellement prendre d'autres fleurs de Bach (en tout, il y en a 38 !).

Côté énergétique

Passons beaucoup de temps en contact avec la nature : la mer, la montagne, la campagne, les arbres et les animaux. Pratiquons des promenades tous les jours, si possible ; nous augmentons ainsi l'oxygénation, nous vidons notre tête, nous nous relaxons et nous allons nous « ressourcer ».

Côté mental

Si la cause de notre fatigue est un mental agité ou trop encombré, pratiquons une relaxation tous les jours pour le calmer. Rechargeons les batteries avec de bonnes nuits de sommeil. Prenons des tisanes de tilleul, de valériane, de verveine ou de fleurs d'oranger, tous les soirs, pour favoriser le repos de la nuit.

Côté stimulant

Respirons des huiles essentielles pour retrouver du tonus et de la vitalité. Nous pouvons les diffuser dans les pièces de la maison pendant la journée, les diluer dans une huile de base et les frotter sur notre corps le matin, les verser sur un gant de toilette en prenant notre douche ou encore en mettre quelques gouttes sur nos poignets pour en respirer l'arôme tout le long de la journée. Nous pouvons utiliser des huiles essentielles différentes, comme la menthe poivrée, le basilic, le romarin, le géranium et la lavande contre la fatigue intellectuelle ; la lavande, la sauge sclarée, le citron contre la fatigue physique.

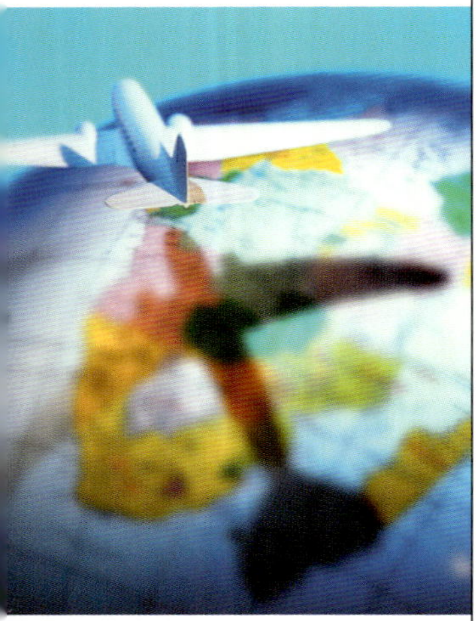

CONCLUION

La naturopathie dans le monde

Selon les traditions et les législations des différents pays, la position et la considération dont la naturopathie jouit sont fort variables. Dans certaines nations, elle est considérée comme une discipline courante, parfaitement acceptée et reconnue, dans d'autres elle est juste tolérée jusqu'à être même interdite. Pourtant, pour l'Organisation mondiale de la santé (OMS), la naturopathie vient à la troisième place pour l'importance et l'intérêt, après la médecine traditionnelle chinoise (MTC) et la médecine ayurvédique de l'Inde.

Même au sein de l'Europe, où la naturopathie est acceptée et reconnue comme médecine non conventionnelle, la situation reste variable.
Les pays européens qui acceptent la profession des naturopathes sont l'Allemagne, la Grande Bretagne, l'Irlande, la Norvège, les Pays Pas, la Suisse, la Suède, la Hongrie et le Portugal.
Les pays européens dans lesquels elle est « tolérée » sont la Belgique, l'Espagne et l'Italie (plus ou moins selon des lois régionales).
Les pays européens qui en interdisent toute pratique aux personnes n'ayant pas un diplôme en médecine sont l'Autriche, la Grèce et le Luxembourg.

Dans le reste du monde où on la pratique, la naturopathie est acceptée et reconnue : en Australie, dans quelques

Etats des États-Unis (par exemple l'État de Washington, la Floride, la Pennsylvanie, l'Arizona), dans cinq provinces du Canada britannique et en Israël.
Dans les pays où la naturopathie n'est pas encore reconnue, un certain nombre d'associations de naturopathes travaillent pour son acceptation et pour que la pratique soit soumise à des règles claires, reconnues par les gouvernements.

Contrairement aux pays de l'Europe du Nord, la France ne figure pas parmi les pays les plus tolérants, même si les discussions et les réflexions permettent de faire avancer les accords en termes d'évaluation, d'enseignement et de réglementation de la profession.
En France, la Fédération française de naturopathie (Fenahman) est aujourd'hui l'organisation nationale, créée en 1985, qui représente la naturopathie. Elle a élaboré un code de déontologie, un cursus commun d'enseignement de haut niveau pour les écoles affiliées avec un examen national annuel et un registre national des praticiens.
Les membres de la Fenahman participent aux colloques nationaux et internationaux, ils dialoguent avec les pouvoirs publics nationaux et européens et ils se chargent de la communication médiatique.
Pour en savoir plus : www.fenahman.free.fr

La formation

Pour devenir naturopathe, il faut suivre une formation dont la durée et le contenu varient selon les pays, même si l'on retrouve des bases communes, comme les cours d'anatomie et de physiologie, de principes naturopathiques, de nutrition, de phytothérapie et d'hydrothérapie. En France, le cursus pour devenir naturopathe prévoit une durée de quatre ans. Les naturopathes restent des conseillers en santé qui ne peuvent pas poser un diagnostic ni prescrire des médicaments.

QUESTIONS / RÉPONSES

La naturopathie peut-elle être vue comme la médecine du futur ?

La naturopathie n'a pas la vocation de prendre la place de la médecine allopathique, car elle n'a pas pour vocation de soigner des maladies. Elle se concentre surtout sur la prévention, en proposant un mode de vie responsable basé sur une hygiène de vie et capable de prévenir un grand nombre de troubles. Sous cet angle, effectivement la naturopathie peut être considérée comme la « médecine » de demain, car tout le monde s'accorde à dire qu'il vaut mieux prévenir les maladies que les guérir. Ceci est d'autant plus vrai que l'on sait que nous ne pouvons pas utiliser une trop grande quantité de médicaments chimiques pendant une trop longue période sans avoir des effets secondaires. Personne ne peut dire exactement quelles sont les conséquences à long terme dues à la prise associée de médicaments chimiques.

Il paraît évident que la solution intelligente et responsable est celle qui nous amène à agir pour garder notre bien-être et pour ne pas tomber malades. La naturopathie possède la connaissance et les techniques pour conseiller les personnes à adopter une hygiène de vie qui convient à chacune, car il ne faut jamais oublier que nous sommes tous des être uniques ! Les conseils du naturopathe seront donc individualisés. En cas de maladie, le naturopathe préconisera une hygiène de vie adaptée à la situation pour que la personne puisse retrouver la vitalité suffisante pour combattre son problème. Dans aucun cas, le naturopathe se propose de faire le travail d'un médecin et ses conseils ne remplacent pas un avis médical !

Pourquoi la naturopathie insiste sur la « responsabilité » individuelle ?

Parce que ce n'est qu'en comprenant que nous sommes les acteurs de notre vie -et non tout simplement des spectateurs !- que nous pouvons prendre en main notre bien-être. Nous avons la responsabilité de notre comportement alimentaire, de notre style de vie, de nos pensées, de nos actions,... Certes, parfois nous devons nous plier à des contraintes, mais dans la plupart des cas, nous pouvons choisir, même avec des difficultés.

Le naturopathe intervient en qualité de conseiller d'éducation pour corriger les « erreurs », c'est-à-dire tout ce que nous faisons et qui va contre notre bien-être. Il est capable aussi de rétablir un mode de vie « approprié », c'est-à-dire constructif pour notre bien-être. Cependant, c'est nous qui devons mettre en pratique les conseils, donc la « responsabilité » nous revient.

Pourquoi la nature ?

La nature a toujours donné à l'être humain tout ce dont il avait besoin. Les hommes ont vécu en lien étroit avec la nature pendant des millénaires, sans jamais se questionner sur l'utilité de le faire ou de le refuser. Depuis très peu de temps, le progrès technologique a bouleversé le mode de vie des êtres humains sur la planète Terre. Les hommes ont commencé à exploiter la terre pour en extraire toutes ses ressources et à rejeter dans ses entrailles et dans les airs les déchets résultant de ces activités. Aujourd'hui les cris d'alarmes se lèvent de tous les côtés de la planète pour dénoncer un abus.

La naturopathie pense que l'équilibre de l'être humain passe à travers son contact avec la nature et toutes ses lois. A l'heure actuelle, l'être humain « civilisé » est en train de s'éloigner de plus en plus de son milieu naturel. De plus, les peuples qui encore vivaient en respectant leurs traditions ancestrales sont en train de prendre un virage pour se diriger vers notre mode de vie occidental. La naturopathie ne renie pas les progrès technologiques et ne demande pas le retour à l'âge de pierre ! Cependant il ne faut pas tomber dans l'excès opposé. Le progrès technologique a raison d'exister seulement s'il est accompagné du progrès de l'être humain. Aujourd'hui nous souffrons des maux de notre civilisation et parfois nous en mourons. La naturopathie propose donc une réflexion et propose le recours aux méthodes naturelles chaque fois que cela est possible. La nature est encore capable de nous aider à de nombreuses reprises, pourquoi s'en priver ? Pris dans une course effrénée, nous avons perdu un peu de notre bon sens. La naturopathie nous invite à le retrouver pour faire les bons choix au bon moment, mais toujours en suivant les lois de la nature.

Pourquoi est-il préférable de prendre des plantes plutôt que choisir des molécules chimiques reproduisant les principes actifs des végétaux ?

La naturopathie préconise le choix des plantes et non des molécules chimiques pour différentes raisons. La première est qu'elle considère que la plante a une action provenant de l'ensemble de ses molécules et non seulement d'un principe actif. Autrement dit, c'est l'ensemble des éléments de la plante (le totum) qui sont efficaces, même si la science a réussi à en extraire certains principes actifs. L'expérience a prouvé que

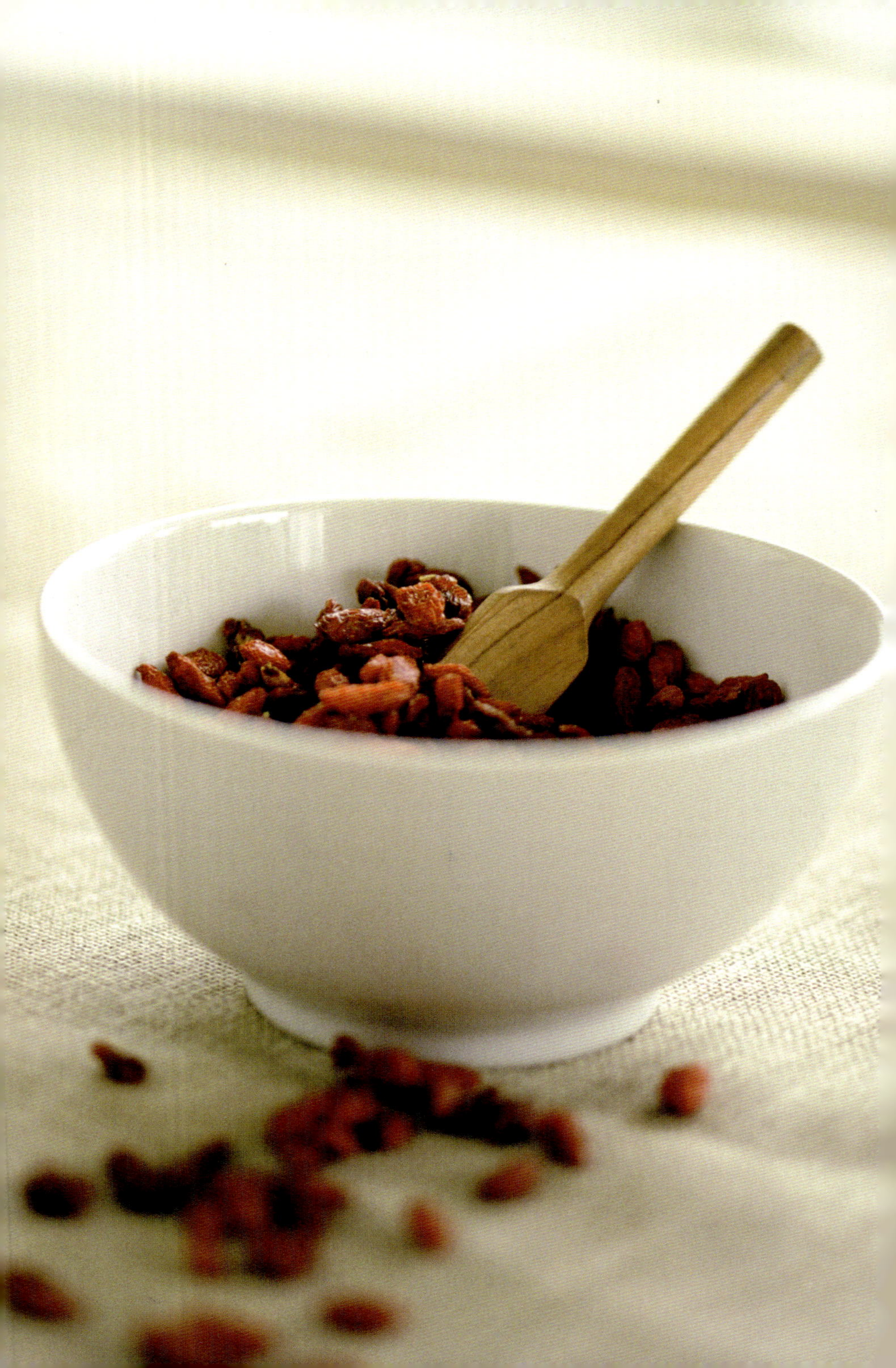

la prise de la totalité d'une plante est plus efficace que l'absorption de la seule molécule contenant le principe actif.
De plus, un produit chimique ne peut pas être exactement comme son homologue dans la nature. En effet, les molécules naturelles sont lévogyres, ce qui signifie qu'elles font dévier la lumière vers la gauche, en revanche les molécules artificielles et produites chimiquement vont faire dévier la lumière vers la droite. On dit alors qu'elles sont dextrogyres. Or tout ce est en vie étant lévogyre, il est préférable d'introduire dans notre organisme des éléments pouvant être en harmonie avec notre organisme. Bien évidemment, le choix des plantes ne doit pas se faire sans connaissance, car les plantes ne sont pas toutes « nos amies ». Il y en a qui sont nocives et d'autres qui demandent une précaution d'emploi. Pour ces raisons, il faut toujours demander le conseil d'un expert avant de se lancer dans l'auto-traitement.

Faut-il changer toutes les habitudes acquises pour suivre la naturopathie ?

Les gros changements ne sont jamais à conseiller. Il faut prendre conscience de la réalité des choses et pratiquer des petits changements de manière progressive, mais constante. Il n'est pas utile de vouloir révolutionner sa propre vie pour tout lâcher peu de temps après et revenir aux anciennes habitudes. Procédez par étapes : comprenez, expérimentez, vérifiez que ce que vous mettez en pratique est bon pour vous et poursuivez.
Cependant, parfois des changements importants doivent se réaliser assez rapidement. Chaque situation étant unique mérite d'être étudiée attentivement.

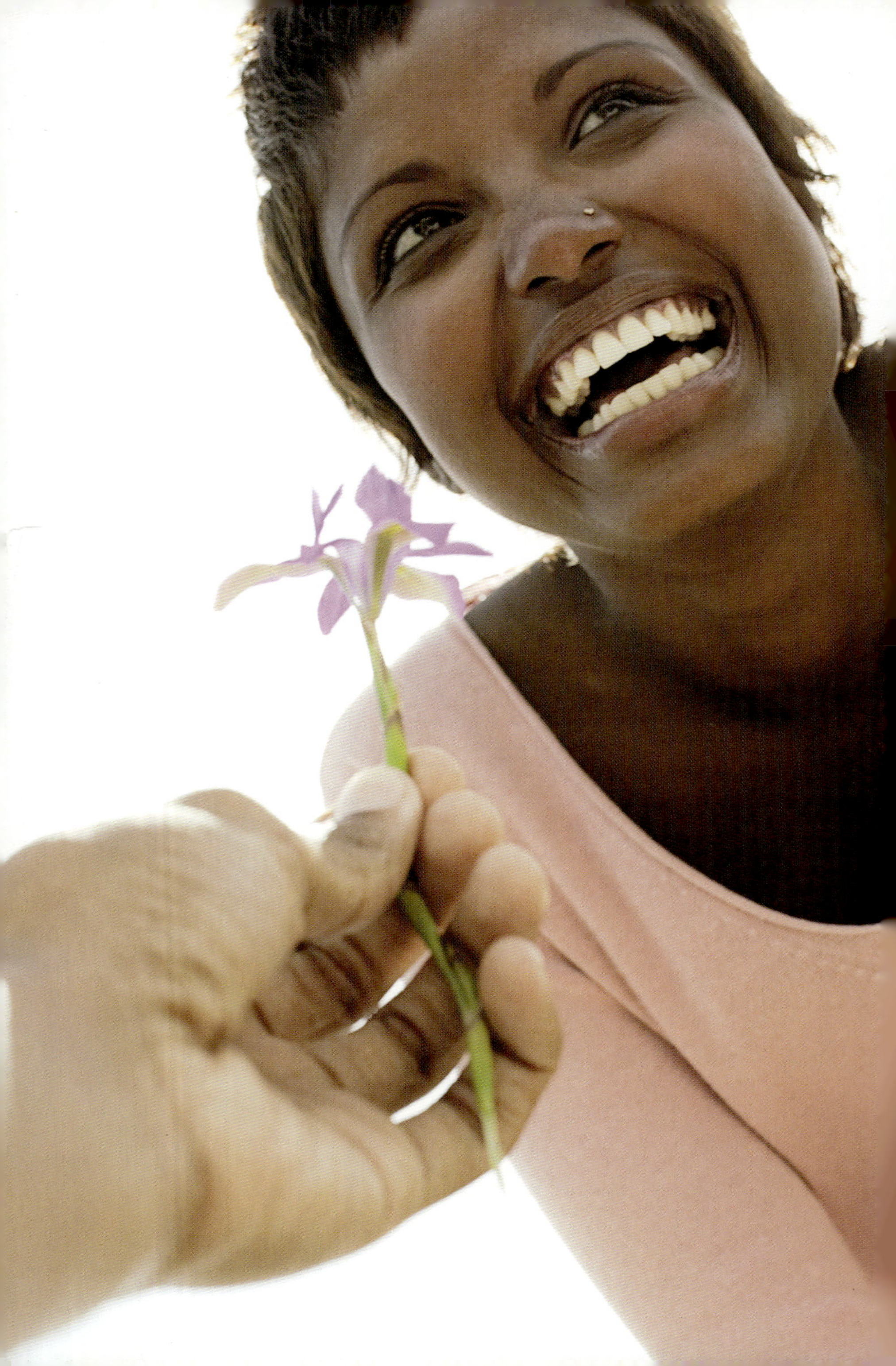

BIBLIOGRAPHIE

BACH, Edward, Dr, *La Guérison par les fleurs*, éditions Le courrier du livre, 1986.

DENIL M. et LANNOYE P., *Guide des additifs alimentaires : les précautions à prendre*, éditions Frison-Roche.

HEDON C., *La Mauvaise Bouffe*, éditions du Rocher, 2000.

KIEFFER D., *Cures naturopathiques*, éditions Grancher, Paris, 2005.

KOUSMINE C., *Sauvez votre corps !* éditions du Rocher, 2003.

FILLIOZAT I., *L'Intelligence du cœur*, Marabout, 1997.

MESSEGUE M., *C'est la nature qui a raison*, éditions J'ai lu, 1994.

MORO BURONZO A., *99 questions à une naturopathe*, éditions Médicis, Paris, 2006.

MORO BURONZO A., *L'Alimentation intelligente*, éditions Médicis, Paris, 2004.

MORO BURONZO A., *Le Dictionnaire de la nouvelle alimentation*, éditions Médicis, Paris, 2005.

MORO BURONZO A., *Les Trois Piliers du bien-être*, éditions Dervy, 2005.

MORO BURONZO A., *Grand guide des huiles essentielles*, Hachette Pratique, 2008.

PASSEBECQ A., *Votre santé par la diététique*, éditions Dangles, 1991.

VASEY C., *Le Message de Paul Carton*, éditions Trois Fontaines, Paris 1992.

Internet utile

www.espritphyto.com
Boutique de phytothérapie en ligne

Les titres disponibles chez Alpen Éditions

- *Alcool, vin et santé*
- *Arrêter de fumer… c'est possible*
- *Asthme sous contrôle*
- *Astro plantes*
- *Bien vivre après un infarctus*
- *C'est la thyroïde docteur ?*
- *Contrôlez votre acidité. L'équilibre acido-basique*
- *Cuisson et santé*
- *Dites non au cholestérol*
- *Docteur, c'est la prostate ?*
- *Docteur, j'ai un psoriasis*
- *Drépanocytose et thalassémies*
- *Eliminez le sel, retrouvez la forme !*
- *Énergie et médecine chinoise*
- *Fatigue chronique, fibromyalgie*
- *Ginseng : mille ans de bienfaits*
- *H5N1 la grippe aviaire*
- *Je nourris mon enfant*
- *La diététique du diabète*
- *La naturopathie*
- *La nouvelle ménopause*
- *La nouvelle minceur*
- *La santé bucco-dentaire*
- *La souplesse*
- *La vérité sur les vaccins*
- *Le chocolat, du plaisir à la santé*
- *Le guide de phytothérapie*
- *Le guide pratique des vitamines*
- *Le mal de dos, c'est fini*
- *Le pouvoir des oméga-3*
- *Le précis des oligoéléments*
- *Le régime hyperprotéiné*
- *Le sommeil retrouvé*
- *Le syndrome XXL*
- *Les 120 plantes médicinales*
- *Les bienfaits de la mer*
- *Les bobos de vos enfants*
- *Les bons sucres pour maigrir*
- *Les compléments alimentaires*
- *Les miracles du soja*
- *Les nouvelles plantes qui soignent*
- *Les plantes du bonheur*
- *Les remèdes de la ruche*
- *Les secrets de santé des antioxydants*
- *Les secrets de santé du thé*
- *L'hypertension artérielle*
- *L' olivier, trésor de santé*
- *Maigrir après 40 ans*
- *Maigrir à l'aide des compléments alimentaires*
- *Maigrir avec la diététique chinoise*
- *Maigrir selon son type hormonal*
- *Maigrir selon vos hormones*
- *Mémoire totale*
- *Millepertuis : l'antidépresseur naturel*
- *Montignac : recettes desserts minceur*
- *Montignac : recettes entrées minceur*
- *Montignac : recettes poissons minceur*
- *Montignac : recettes viandes minceur*
- *Plus jamais fatigué !*
- *Plus mal au dos*
- *Plus mal au ventre*
- *Prévenir Alzheimer*
- *Programme anti-âge*
- *Programme jambes légères*
- *Programme jeunesse*
- *Relations amoureuses et sexualité*
- *Revivre après une séparation*
- *Rhumatismes : votre ordonnance naturelle*
- *Soigner et préserver ses cheveux*
- *Stress contrôle*
- *Une grossesse heureuse*
- *Une peau zéro défaut*
- *Vaincre l'allergie*
- *Victoire sur l'arthrose*
- *Vivre avec un enfant hyperactif*
- *Votre santé par les huiles essentielles*
- *Votre santé par les plantes*

Alpen Editions

Pour être tenu informé régulièrement des nouvelles parutions d'Alpen Éditions, vous pouvez vous inscrire sur notre site internet : **www.alpen.mc** ou adresser vos coordonnées et/ou votre adresse email à l'adresse suivante :
Alpen Éditions - 9, avenue Albert II - 98000 Monaco